『十三五』國家重點圖書出版規劃項目

國家圖書館藏中醫稿抄本精粹

GUOJIA TUSHUGUAN CANG ZHONGYI GAO-CHAOBEN JINGCUI

張志斌　鄭金生　主編

7

廣西師範大學出版社

GUANGXI NORMAL UNIVERSITY PRESS

·桂林·

第七册目録

〔一〕　此下爲該書的題詞，乃弘治原本及其傳抄本所獨有。

御製本草品彙精要（一）

御製本草品彙精要

本書爲明劉文泰等奉敕纂修的彩繪本草（一五○五）。影印底本（以下簡稱『底本』）爲該書清康熙間重繪本，殘存十二卷。

形制

索書號六五六九。殘存十三册，卷首、卷一至十二。書高三十釐米，寬十八點五釐米。版框高二十四點八釐米，寬十五點六釐米。每半葉八行，行十六字，雙行小字同。白口，四周雙邊，黑魚尾。上書口載『本草品彙精要』，中書口爲篇名，下書口爲葉次。烏絲欄。工筆仿宋體精抄，朱墨分書。

底本青藍紙封面，無書名籤。卷一册：首爲題詞，題書名爲『御製本草品彙精要』，書名行下有陽文朱印『北京圖書館藏』；次爲『進本草品彙精要表』，表末署『弘治十八年三月初三日承德郎太醫院院判臣劉文泰等謹上表』；次爲『奉命纂修本草品彙精要官員職名』；次爲『本草品彙精要·序例』；次爲『凡例』（以上均爲墨書）；次爲『神農本經例』（其中凡《神農本草經》文皆爲朱書，其餘『采用斤兩制度例』則爲墨書，後同）；次爲『本草品彙精要目録』，即全書總目録，凡《神農本草經》藥名皆爲朱書，『玄』字缺末筆（全書同此例）。

此下爲正文卷一至十二，共十二册，各册卷次序號連續。此十二卷共存手繪五彩藥圖五百二十幅。

内容提要

關於《本草品彙精要》一書的作者、内容及編纂特點，可見本叢書影印的《本草品彙精要》明末抄繪本的提要，此處不贅。

據《進本草品彙精要續集表》稱：『康熙三十九年七月二十六日武英殿監造臣赫世亨、臣張常住奉聖旨，發下明弘治年繪像《本草品彙精要》四十二卷，再行繪録一部。』［二］今影印底本爲該繪録本的前十三册。將底本與《御製本草品彙精要》明弘治十八年（一五○五）原本逐葉對照，可知其文字内容、彩繪藥圖乃至行格、形制（朱墨分書、提行、頂格等樣式）方面，均忠實於原書。與弘治原本的不同處，主要是抄寫

〔一〕〔清〕王道純、汪兆元：《進本草品彙精要續集表》，見〔明〕劉文泰等纂：《本草品彙精要》，北京：人民衞生出版社，一九八二年，第九六五頁。

三

字體改用清代逐漸多用的仿宋體，原朱絲欄改爲烏絲欄，藥圖名的藍底黄字改爲白底朱字，『玄』字因避清康熙名諱而缺末筆等。但這些改變皆不損害原書的主體内容。

《御製本草品彙精要》弘治原本今存日本大阪杏雨書屋，國内無存。今國家圖書館所存該書的明末抄繪本，臺北所存明末文俶的《金石昆蟲草木狀》、羅馬所存清安樂堂抄繪本等雖都是《品彙》的傳摹本，但它們依據的底本均原缺卷二。國内今能見到的以《品彙》弘治全本爲底本者只有此康熙間新繪錄本，該本雖殘，但保留了完整的卷二，這對研究《品彙》具有重要作用。此外，該本卷七有兩幅『薏苡仁』圖，屬於《品彙》的寫生圖。據研究，這兩幅圖的左圖是真正的薏苡，右圖却是玉米圖[1]。玉米原產美洲，成書於一五〇五年的《本草品彙精要》如何能有玉米圖？對此有一種揣測[2]，可能是玉米被哥倫布帶到歐洲後，很快傳入明宮廷，先在内苑試種。因玉米形態與薏苡近似，被畫師們一并充作薏苡寫生畫進入本草。此圖在康熙新繪錄殘卷中也存在，忠實地反映了弘治原本玉米寫生圖原形。

比較底本與弘治本的藥圖，可以發現清康熙間複製藥圖的畫師也都是頂級高手。其藥圖繪製能保持原圖之真尚在其次，其色彩似更麗，筆觸細膩，立體感更强。原爲白色的藥物，或加襯底色，或加陰影，使圖更醒目。此底本雖是殘本，但觀摩其藥圖，亦可看出畫師轉繪時許多匠心獨具之處。

該底本内容基本忠實於弘治本，但亦有少許差異，例如弘治本卷五分目録有『千里水』一藥，但其卷五正文無此藥文字。底本可能以爲是脱文，遂在卷五之末補入『千里水及東流水』一條的文字。其實弘治本乃將『千里水』條以『東流水』爲名，移到卷六作爲『今補』藥，并爲之繪圖，其卷五分目録却仍保留此藥名。

著録及傳承

該書未見清代書志記載。《本草品彙精要》康熙重新繪錄本深藏宮中，不爲外人所知。陶湘《故宮殿本書庫現存目》著録『《本草品彙精要》四十二卷／凡例一卷／附録一卷／續集十卷／脉訣四言舉要二卷』，并加按語，略曰（括號裏爲小字）：『又明弘治年繪像原書三十六册，格式同《永樂大典》，惟尺寸小十分之一，繪圖設彩，五色鮮明。康熙年敕諭再行繪録者，比弘治本又小十分之二，彩色已遜（可爲畫家顏料考證）。

〔一〕　鄭金生：《中藥書籍資料的查找與利用（五）》，《中藥材科技》，一九八三年第六期，第三九至四一頁。

〔二〕　鄭金生：《明代畫家彩色本草插圖研究》，《新史學》，二〇〇三年卷十四第四期，第八九頁。

亦三十六册，民國十二年癸亥夏，中正殿災，兩書流出市廛。弘治本仍完全，康熙重繪本僅存十三册，洵可謂海內之孤帙矣。〔一〕。此康熙

重繪本十三册後歸藏北京圖書館，見《北京圖書館善本書目》著録，云爲『清抄彩繪本』。以後分別爲《中醫圖書聯合目録》《全國中醫圖

書聯合目録》及《中國中醫古籍總目》收録。其餘殘卷，可見於日本武田科學振興財團《杏雨書屋藏書目録》：『本草品彙精要殘二十三卷

（存卷第二十至第四十二），貴一二，明劉文泰等奉敕撰，康熙三十九年（一七〇〇）武英殿監造赫世亨等據弘治十八年原本奉敕重抄。二

帙十册』，又『本草品彙精要殘二十八卷（存卷第十三至第二十一，第二十三至第四十二）相片七百九十二葉，又卷第一殘相片十二葉，卷

第二殘相片十葉，研九七〇，明劉文泰等奉敕撰，昭和□年東京文求堂用康熙三十九年清內府鈔本照相。二函八百一十四葉』〔二〕。其中索書

號『貴一二』者可以肯定是康熙重繪本。索書號『研九七〇』照相本，據考〔三〕亦係康熙重繪本。以上國家圖書館藏殘卷十三册（卷首一卷，

正文卷一至一二），日本杏雨書屋所藏康熙重繪殘卷二十八卷（正文卷二十至四十二），照相本十九卷（正文卷十三至二十一，卷二十三至

四十二），則已可湊足康熙重繪全本。

〔一〕 轉引自李茂如、胡天福、李若鈞：《歷代史志書目著録醫籍彙考》，北京：人民衛生出版社，一九九四年，第一一七一至一一七三頁。

〔二〕 ［日］武田科學振興財團、杏雨書屋編刊：《杏雨書屋藏書目録》，京都：臨川書店，一九八二年，第八二〇頁。

〔三〕 曹暉、謝宗萬、章國鎮：《清抄彩繪〈本草品彙精要〉殘卷考察》，《江西中醫學院學報》一九九一年卷三第一期，第三五至三六頁、四三頁。

刪證類之繁以就簡去諸

家之譌以從正天產地產

煎成鍛成一按圖而形色

盡知載考經而功効立見

永登仁壽可垂遐遠

進本草品彙精要表

承德郎太醫院院判臣劉文泰臣王槃修職郎

太醫院御醫臣高廷和等謹以所修本草品彙

精要

進呈者臣等誠惶誠恐稽首頓首伏以民生有欲

式弘慮患之規

王道無偏克廣推仁之術蓋大聖亦克用又雖小

道必有可觀顧茲本草之編實自炎黃而起李

唐之上代有發明趙宋以來時加增正傳流已

越乎千載鋟梓奚啻乎數番奈何咨諏未遍於

遐方兼之詮釋徒拘於己見多或過於餖飣粗

羝識其皮膚遂俾千古不刊之書肆有累朝未

就之歉時將有待事豈徒然茲蓋伏遇

皇帝陛下

乃聖乃神

允文允武

虛心講學雖山川草木亦寧

留意生人曁鳥獸魚鼈咸若

無爲而治

有道之長邇者

慨醫道之中衰

命臣等以復正顧惟朽質曷稱

淵謀筆扎屢勤於

尚方指麾一出於

宸斷纘諸舊刻式用新圖躬鉛槧以冰兢撫心膺

而汗愧定異同互考夫諸說大較就簡以芟繁

辨眞僞兼採夫羣書峙或補遺而輯署用嚴君

臣使之別類分上中下之殊列部而系以條比

種而詳其地凡諸草石金玉之類毛蟲飛走之

形而大綱畢舉與夫性味氣質之偏助合反忌

之辨而細目俱陳於以成之有名斯萃薄言觀

者按圖可知是雖出於古人而實備於

今日典彝攸在恭敬是將聊伸犬馬之忱敢謂無

遺於一得猥辱腹心之視庶期有補於萬分鄙

華陀終於不傳嘅漢帝以爲無益竊惟醫流之

用藥譬則世主之掄才苟去取之未精實存亡

之攸繫但臣等媿非醫國之手冀

陛下勿忘苦口之言

居安以慮危原診而知政更期

萬幾之暇

善推所為克俾一世之民咸躋於壽

元氣同天而不息

皇圖配地之無疆臣等無任瞻

天仰

聖激切屏營之至謹以所修本草品彙精要四十二

卷外目錄一卷裝成三十六帙隨表上

進以

聞臣等誠惶誠恐稽首頓首謹言

弘治十八年三月初三日承德郎太醫院院判臣劉文泰等謹上表

奉

命纂修本草品彙精要官員職名

総督

　司　設　監　太　監　臣張　瑜

提調

　中議大夫贊治尹通政使司右通政掌太醫院事　臣施　欽

　中憲大夫通政使司右通政同掌太醫院事　臣王　玉

総裁

　承德郎太醫院院判　臣劉文泰

　承德郎太醫院院判　臣王　槃

修職郎太醫院御醫臣高廷和

副總裁

太醫院冠帶醫士臣崔鼎儀

太醫院醫士臣盧志

太醫院冠帶醫士臣唐鉉

纂修

太醫院冠帶醫士臣徐鎮

太醫院冠帶醫士臣夏英

太醫院醫士臣錢宙

太醫院冠帶醫士臣徐浦

太醫院冠帶醫士　臣　徐吳

太醫院冠帶醫士　臣　吳鉄

太醫院冠帶醫士　臣　鄭通

中書科儒士　臣　王瓏

太醫院醫士　臣　劉翬

太醫院冠帶醫士　臣　張鐸

催纂

承德郎太醫院院判　臣　張倫

承德郎太醫院院判　臣　方叔和

承德郎太醫院院判　臣　錢鈍

謄錄

中書科冠帶儒士　臣　吉慶

中書科冠帶儒士　臣　周時敕

中書科冠帶儒士　臣　姜承儒

中書科儒士　臣　仰仲瞻

中書科儒士　臣　吳恩

太醫院醫士　臣　祝壽

太醫院醫士　臣　王棠

太醫院醫士　臣　祝恩

太醫院醫士　臣　方榮

太醫院醫士　臣　祝恩

太醫院冠帶醫士臣王宜壽

太醫院醫士臣戴仲紳

太醫院冠帶醫士臣何祥

太醫院冠帶醫士臣李潤

中書科冠帶儒士臣練元獻

驗藥形質

奉議大夫通政使司右參議臣丘鈺

奉議大夫太醫院院使臣李宗周

修職郎太醫院御醫臣施鑑

修職郎太醫院御醫臣劉珍

太醫院惠民藥局副使　　　　　　臣楊　恒

錦衣衛前所旌節司百戶　　　　臣王世昌

文思院副使　　　　　　　　　臣王　輔

武功中衛中前所百戶　　　　　臣趙　贇

畫士　　　　　　　　　　　　臣鄭　宣

繪圖

錦衣衛錦衣後千戶所舍人　　　臣劉　緣

畫士　　　　　　　　　　　　臣趙　鐸

臣趙　海

臣吳　瓚

本草品彙精要

本草之興神農既辨藥味而即有其目蓋載

之三墳者也其三百六十五種取以應度數

耳此即神農本經上藥一百二十種爲君主

養命以應天無毒多服久服亦不傷人故有

輕身益氣不老延年之說中藥一百二十種

爲臣主養性以應人無毒有毒斟酌其宜故

有過病補虛益損之用下藥一百二十五種

爲佐使主治病以應地多毒不可久服故有

除寒熱邪氣破積聚愈疾之功逮後品第之

者率由此也其伊尹湯液之興本乎神農仲

景傷寒論作出諸湯液至梁陶隱居始進名

醫別錄亦三百六十五種唐顯慶中命蘇恭

李世勣等撫其差謬叅考得失又增一百一

十四種謂之唐本草宋開寶中詔劉翰馬志

盧多遜李昉王祐扈蒙等又取醫家嘗用有

效者一百三十三種刊定而附益之謂之宋

本先附蜀孟昶命韓保昇等以唐本圖經稍

加增廣世謂之蜀本草而漢唐宋千載之間

三經刊著增補猶爲未當厥後宋之嘉祐二

年復命掌禹錫等蔡究諸家本草再加校正

補注而成名曰政和經史證類本草世傳既

久經閱賢哲不爲不多每有識者病其繁亂

卒不可正雖有衍義之興以其譌正並存用
之難別及王好古李明之朱彥修等皆作本
草俱簡而畧

皇上嗣登

大寶十有六年嘗於

萬幾之暇亦

親覽之特

命臣等刪繁補缺纂輯成書以便

觀覽然而

仁民愛物之心卽神農黃帝之心也掌太醫院

事右通政臣施欽臣王院判臣劉文泰臣

王槃御醫臣高廷和等與同總督修輯太監

臣張瑜膺

命以來夙夜警惕敢不竭庸聞膚見考證諸家之

說刪定補輯以副

聖意切維臣等醫固職業所當司預者非

聖君簡命恐不能息偏執者之言又何以垂乎綿

遠也前代之人雖妍於辭章而方技之理恐

有未諳但臣等才識淺陋不足以當

付任蓋陰陽五行形而上者也飛潛動植形而

下者也皇極經世觀物篇云五行之具各有

相兼飛走之情不無草木故石有水火之分

水有木石之異如斯之類不可不明品彙所

生尤當識別鳥獸蟲魚別胎卵濕化之生草

木果菜分叢植散寄之長其神農本經朱書

於前名醫別錄墨書於次此蓋以舊本而叅

訂之者也嘗觀舊本陶隱居已言於前曰華

子復注於次至於圖經宋按蜀本陳藏器一

物之名言之二三一品之情序之再四唐本

旣已辯其乖衍義復以非其說陶言旣知少

當竟未刪除宗奭已鑒前非不能盡釋如此

立言者尚眛其眞考用者何所取據今則定

為二十四則採諸家之確論條陳於各則之

下取舊本之精微叅注於今昔之右其圖經

議論經前人之講究者也多有切當故書於

前陶氏之言擇備於次曰華子唐本蜀本云

次第其詳藥性論衍義陳藏器各著其要但

重疊荐贅者亦從而刪之是非未決者則考

而擇用如吳普禹錫沈括諸人之言斗門博

濟肘後等方之說不必盡言其人俱謂之別

錄若近代用之獲效與論貽然者則曰謹按

舊本不分者如獨活羌活青皮陳皮白朮蒼

朮青廣木香之類功效頗殊形質亦異皆各

立其條舊本所遺者若草果三賴八角茴香

樟腦爐甘石之流亦繪圖增品此醫之所常

用而世之不能無者其生長花葉形質性味

先究之於用者貨者復訪之於土產之人一

言而必叩其端未嘗已意增損其名請定

宸宮

制曰本草品彙精要臣等稽首奉行是書既就

非敢欲超越前代但舊本之文而志士鴻儒

則能斟酌其是非新本之條雖初學庸材不

待糸詳而即悟大抵方技之書何須義理淵

微治病之由貴乎功能易曉臣愚膚見如斯

條陳次序於後

凡例

一本草品彙精要首玉石次草次木次人次獸次
禽次蟲魚次果次米穀次菜每部悉遵神農本
經分為三品共四十二卷

一神農本經朱書於前名醫別錄墨書於次庶不
紊亂

一分二十四則一曰名紀別名也二曰苗敘所生
也三曰地載出處也四曰時分生採也五曰收

書蓄法也六曰用指其材也七曰質擬其形也

八曰色別青黃赤白黑也九曰味著酸辛甘苦

醎也十曰性分寒熱溫涼收散緩堅輭也十一

曰氣具厚薄陰陽升降之能也十二曰臭詳腥

羶香臭朽也十三曰主專其病也十四曰行走

何經也十五曰助佐何藥也十六曰反反何味

也十七曰製明炮爁炙煿也十八曰治陳療疾

之能也十九曰合治取相與之功也二十曰禁

戒輕服也二十一曰代言假替也二十二曰忌

避何物也二十三曰解釋何毒也二十四曰膺

辨眞僞也亦以朱書於上而各墨書著於其下

一玉石按皇極經世書分天然人爲之異蓋金石

之類天然者也鹽礬之類人爲者也今據經世

書而分石水火土加金庶幾盡之

一草木穀菜果按皇極經世分草木飛走之四類

其草有草之草草之木草之飛草之走而木穀

果菜並如是例以定物形

一草木之生不一今以特然而起者爲特生散亂

而生者爲散生植立而生者爲植生牽藤而緣

者爲蔓生寄附他木者爲寄生依麗牆壁者爲

麗生自泥淖中出者爲泥生各狀其形以便採

用

一禽獸蟲魚分羽毛鱗甲臝爲五類每類又分胎

卵濕化之四生

一玉石草木禽獸蟲魚菜果米穀之類舊本雖有

名用而無形質者今悉博考之繪圖增補

一有世所經用而舊本未載者如玉石之爐甘石

鵝管石東流水甘爛水草之草果三賴木之樟

腦八角茴香果之香圓馬檳榔平波八檐仁銀

杏株子必思荅米之豌豆青小豆菜之胡蘆甘

露子蘑菰香菜薇菜胡蘿蔔天花菜禽之天鵝

鴇鴫鵝水鴛獸之塔剌不花毫豬之類今則考

其形質性味各立其條增補各部之內

一有今名而異乎古稱者用必致疑今以通脫木
為木通木通為通草假蘇為荊芥薯蕷為山藥
之類悉改世所通稱之名

一有種同而用異者如薑石之有麥飯石獨活之
與羌活枸杞之與地骨欓木之與椿木葉胡麻
之與巨勝木香之有青木香栝樓根之與栝樓
實术之有蒼白芍藥之有赤白豺之與狼丹雄

雞之有烏白雌雄之類皆各析其條使用者不

難於揀用

一如大鹽戎鹽光明鹽綠鹽俱係鹽類取次於食

鹽條後又如殷孽孔公孽石花石牀之類俱附

於石鍾乳條後又如益智子鬱金香藿香皆草

類也俱自木部移附草部阿魏牡丹盧會皆木

也自草部移附木部龍眼椰子榧實皆果也自

木部移附果部棠毬自外經移附果部凡係以

類相從者率皆移就一部之中庶不乖紊

一舊本諸家注釋皆依漢唐宋年代先後次序今
議圖經之說多爲切當是經前人所推究者也
故首書之其餘如陶隱居日華子唐本蜀本陳
藏器唐愼微等說必擇考其當者錄之其重言
疊論皆不復瑣屑又衍義之言多能折中雖書
其末實以正諸家之疑也又如近代李明之王
好古朱彥修注釋藥味之言有切於治用者悉

附於左

一刪繁拾遺等本草之論及華陀吳普徐之才掌
禹錫等注釋不須逐一詳名但曰別錄云

一藥有近代用效而衆論僉同舊本欠發揮者今
考著其詳則曰謹按

一天有陰陽風寒暑濕燥火三陰三陽上奉之温
涼寒熱四氣是也温熱者天之陽也寒涼者天
之陰也此乃天之陰陽也地有陰陽金木水火

土生長化收藏下應之辛甘淡酸苦醎五味是
也皆象於地辛甘淡者地之陽也酸苦醎者地
之陰也此乃地之陰陽也味之薄者爲陰中之
陽味薄則通酸苦醎平是也味之厚者爲陰
之陰味厚則泄酸苦醎寒是也氣之薄者
中之陽氣厚則發熱辛甘溫熱是也氣之薄者
爲陽中之陰氣薄則發泄辛甘淡平涼寒是也
輕清成象本乎天者親上重濁成形本乎地者

親下是以辛甘發散爲陽酸苦湧泄爲陰今於

各品之下皆法東垣詳其陰陽以辨升降浮沉

之理

一用藥法象有云風升生熱浮長濕化成燥降收

寒沉藏此五者明五行稟五氣之所生也故曰

生物者氣也成之者味也以奇生則成而耦以

耦生則成而奇寒氣堅故其味可用以火熱氣

爽故其味可用以堅風氣散故其味可用以收

燥氣收故其味可用以散土者冲氣之所生冲

氣則無所不和故其味可用以緩氣堅則壯故

苦可以養氣脈耎則和故醎可以養脈骨收則

强故酸可以養骨筋散則不攣故辛可以養筋

肉緩則不壅故甘可以養肉堅之而後可以耎

收之而後可以散欲緩則用甘不欲則弗用用

之不可太過太過亦生病今於各品之下的分

生長收藏氣味厚薄以明五行五氣所禀而生

也

一人部舊本不圖緣繪圖之設蓋以取其便於識

用耳人身之物所同有者故不復繪

一如天名精之與地松蘽蔞之與雞腸草之類名

雖不同其實一物者皆併去之仍類附於退出

之次

一書方土生產多依唐宋地名欲更

当代郡縣恐先後不同難以考據今復考其世稱

附載卷末

神農本經例

上藥一百二十種爲君主養命以應天無毒多服

久服不傷人欲輕身益氣不老延年者本上經中

藥一百二十種爲臣主養性以應人無毒有毒斟

酌其宜欲遏病補虛羸者本中經下藥一百二十

五種爲佐使主治病以應地多毒不可久服欲除

寒熱邪氣破積聚愈疾者本下經三品合三百六

十五種法三百六十五度一度應一日以成一歲

藥有君臣佐使以相宣攝合和宜用一君二臣三

佐五使又可一君三臣九佐使也藥有陰陽配合

子母兄弟根莖花實草石骨肉有單行者有相須

者有相使者有相畏者有相惡者有相反者有相

殺者凡此七情合和視之當用相須相使者良勿

用相惡相反者若有毒宜制可用相畏相殺者不

爾勿合用也藥有酸鹹甘苦辛五味又有寒熱溫

涼四氣及有毒無毒陰乾暴乾採造時月生熟土

地所出眞僞陳新並各有法藥性有宜丸者宜散

者宜水煮者宜酒漬者宜膏煎者亦有一物兼宜

者亦有不可入湯酒者並隨藥性不得違越欲療

病先察其源先候病機五臟未虛六腑未竭血脈

未亂精神未散服藥必活若病已成可得半愈病

勢已過命將難全若用毒藥療病先起如黍粟病

去卽止不去倍之不去十之取去爲度療寒以熱

藥療熱以寒藥飲食不消以吐下藥鬼疰蠱毒以

毒藥癰腫瘡瘤以瘡藥風濕以風濕藥各隨其所

宜病在胸膈以上者先食後服藥病在心腹以下

者先服藥而後食病在四肢血脈者宜空腹而在

旦病在骨髓者宜飽滿而在夜夫大病之主有中

風傷寒寒熱溫瘧中惡霍亂大腹水腫腸澼下痢

大小便不通賁㹠上氣咳逆嘔吐黃疸消渴留飲

癖食堅積癥瘕驚邪癲癇鬼疰喉痺齒痛耳聾目

盲金瘡踒折癰腫惡瘡痔瘻瘿瘤男子五勞七傷

虚乏羸瘦女子帶下崩中血閉陰蝕蟲蛇蠱毒所

傷此大暑宗兆其間變動枝葉各宜依端緒以取

之

採用斤兩製度例

凡採用時月皆是建寅歲首則從漢太初後所記

也其根物多以二月八月採者謂春初津潤始

萌未衝枝葉勢力淳濃故也至秋枝葉乾枯津

潤歸流於下今卽事驗之春寧宜早秋寧宜晚

華實莖葉乃各隨其成熟爾

一古秤惟有銖兩而無分名今則以十黍爲一銖

六銖爲一分四分成一兩十六兩爲一斤雖有

子穀秬黍之制從來均之已久正爾依此用之

今方家所云等分者非分兩之分謂諸藥斤兩

多少皆同爾先視病之大小輕重所須乃以意

裁之凡此之類皆是圓散圓散竟依節度用之

湯酒之中無等分也

凡散藥有云刀圭者十分方寸匕之一准如梧桐

子大也方寸匕者作匕正方一寸抄散取不落

爲度錢五七者今五銖錢邊五字者以抄之亦

令不落爲度一撮者四刀圭也十撮爲一勺十

勺爲一合以藥升分之者謂藥有虛實輕重不

得用斤兩則以升平之藥升方作上徑一寸下

徑六分深八分內散藥勿按抑之正爾微動令

平調爾云一字者爲二分半少許卽半字是矣

凡丸藥有云如細麻者即胡麻也不必匾但令較

畧大小相稱爾如黍粟亦然以十六黍爲一大

豆也如大麻子者准三細麻也如胡豆者即今

青斑豆是也以二大麻子准之如小豆者今赤

小豆也粒有大小以三大麻子准之如大豆者

以二小豆准之如梧桐子者以二大豆准之一

方寸匕散蜜和得如梧子准十丸爲度如彈丸

及雞子黃者以十梧子准之

凡湯酒膏藥舊方皆云㕮咀者謂秤畢擣之如大

豆又使吹去細末此於事殊不允當藥有易碎

難碎多末少末秤兩則不復均平今皆細切之

較暑令如㕮咀者乃得無末而片粒調和也

凡丸散藥亦先切細暴燥乃擣之有各擣者有合

擣者並隨方所言其酒濕藥如天門冬乾地黃

輩皆先切暴獨擣令偏碎更出細擘暴乾若逢

陰雨亦以微火烘之㘪燥少停冷乃擣之

凡濕藥燥皆大耗當先增分兩須得屑乃秤之爲

正其湯酒中不須如此也

凡篩丸藥用重密絹令細於蜜丸易熟若篩散草

藥用輕疎絹於酒中服即不泥其石藥亦用細

絹篩令如丸者

凡篩丸散藥畢皆更合於臼中以杵擣之數百過

視其色理和同爲佳也

凡湯酒膏中用諸石皆細擣之如粟米亦可以葛

布篩令調並以新綿別裹內中其雄黃朱砂輩

細末如粉

凡煑湯欲微火令小沸其水數依方多少大暑二

十兩藥用水一斗煑取四升以此爲准然則利

湯欲生少水而多取汁補湯欲熟多水而少取

汁不得令水多少用新布兩人以尺木絞之澄

去坭〔魚靳切〕濁紙覆令密溫湯勿用鐵器或於熟湯

上煑令煖亦好服湯寧令小沸熱易下冷則嘔

凡云分再服者要令勢力相及并視人之強
羸病之輕重以爲進退增減之不必悉依方說
也

湧

也

凡漬藥酒皆須細切生絹袋盛之乃入酒密封隨
寒暑日數視其濃烈便可漉出不必待至酒盡
也滓可暴燥微擣更漬飲之亦可

凡建中腎瀝諸補湯滓合兩劑加水煮竭飲之亦

敵一劑新藥貧人可當依此用皆應先暴令燥

凡合膏初以苦酒漬令淹浹不用多汁密覆勿洩

云晬時者周時也從今旦至明旦亦有止一宿

者煑膏當三上三下以洩其熱勢令藥味得出

上之使帀帀沸乃下之使沸靜良久乃止其中

有薤白者以兩頭微焦黃爲候有白芷附子者

亦令小黃色爲庆豬肪皆勿令經水臘月者彌

佳絞膏亦以新布絞之若是可服之膏膏滓亦

可酒煮飲之可摩之膏膏滓則宜以傅病上此

蓋欲兼盡其藥力故也

凡膏中有雄黃朱砂輩皆別擣細研如麵須絞膏

畢乃投中以物疾攪至於凝強勿使沉聚在下

不調也有水銀者於凝膏中研令消散胡粉亦

爾

凡湯酒中用大黃不須細剉作湯者先以水浸令

淹浹密覆一宿明旦煮湯臨熱乃內湯中又煮

両三沸便絞出則勢力猛易得快利尤散中用

大黄舊皆蒸之今不須爾

凡湯中用麻黄皆先別煮兩三沸掠去其沫更益

水如本數乃內餘藥不爾令人煩麻黄皆折去

節令理通寸剉之小草瞿麥五分剉之細辛白

前三分剉之尤散膏中則細剉也

凡湯中用完物皆擘破乾棗梔子栝樓之類是也

用細核物亦打破山茱萸五味子蕤核決明子

之類是也細花子物正爾完用之旋覆花菊花

地膚子葵子之類是也米麥豆輩亦完用之諸

蟲先微炙之惟螺蛸當中破炙之生薑射干皆

薄切之芒消飴糖阿膠皆須絞湯畢內汁中更

上火兩三沸烊盡乃服之

凡用麥門冬皆微潤抽去心杏仁桃仁湯柔撻去

皮巴豆打破剝去皮刮去心不爾令人悶石韋

刮去毛辛夷去毛及心鬼箭削取羽皮藜蘆剔

取根微炙枳實去其瓤亦炙之椒去實於鐺中

微熬令汗出則有勢力礬石於死上若鐵物中

熬令沸汁盡卽止凡石皆以黃土泥包使燥燒

之半日令熟而解散犀角羚羊角皆鎊刮作屑

諸齒骨並炙擣碎之皂莢去皮子炙之

凡湯幷丸散用天雄附子鳥頭鳥喙側子皆煻灰

中炮令微坼削去黑皮乃秤之惟薑附湯及膏

酒中生用亦削皮乃秤之直理破作七八片隨

其大小但削除外黑尖處令盡

凡湯酒丸散膏中用半夏皆且完用熱湯洗去上

滑以手挼之皮釋隨剝去更復易湯洗令滑盡

不爾戟人咽喉舊方云洗十許過今六七過便

足亦可煑之一兩沸一易水如此三四過仍挼

洗畢便暴乾隨其大小破爲細片乃秤之以入

湯若膏酒丸散皆須暴燥乃秤之

凡丸散用阿膠皆先炙使通體沸起燥乃可擣有

不沸處更灸之

凡丸中用蠟皆煘投少蜜中攪調以和藥若用熟

艾先細擘合諸藥擣令散不可篩者別擣內散

中和之

凡用蜜皆先火煎掠去其沫令色微黃則丸經久

不壞掠之多少隨蜜精麤

凡丸散用巴豆去皮心膜杏仁桃仁葶藶胡麻諸

有膏膩藥皆先熬黃黑別擣令如膏指攝莫結切

視泯泯爾乃以向成散稍稍下臼中合研擣令

消散仍復都以輕疎絹篩度之須盡又內臼中

依法擣數百杵也湯膏中用亦有熬之者雖生

並擣破之

凡用桂心厚朴杜仲秦皮木蘭之輩皆削去上虛

軟甲錯處取裏有味者秤之茯苓豬苓削除黑

皮牡丹巴戟天遠志野葛等皆搥破去心紫菀

洗去土皆畢乃秤之薤白葱白除青令盡莽草

石南茵芋澤蘭皆剔取葉及嫩莖去大枝鬼白

黃連皆除根毛蜀椒去閉口者及目熬之

凡狼毒枳實橘皮半夏麻黃吳茱萸皆欲得陳久

者良其餘須精新也

凡方云巴豆若干枚者粒有大小當先去心皮乃

秤之以一分准十六枚附子烏頭若干枚者去

皮畢以半兩准一枚枳實若干枚者去穰畢以

一分准二枚橘皮一分准三枚棗有大小三枚

准一兩云乾薑一累者以重一兩爲正

凡方云半夏一升者洗畢秤五兩爲正蜀椒一升

者三兩爲正吳茱萸一升者五兩爲正菟絲子

一升九兩爲正菴蕳子一升四兩爲正蛇牀子

一升三兩半爲正地膚子一升四兩爲正此其

不同也云其子一升者其子各有虛實輕重不

可通以秤准者取平升爲正

凡方云用桂一尺者削去皮畢重半兩爲正甘草

一尺者重二兩爲正云某草一束者以重三兩

爲正云一把者重二兩爲正云蜜一斤者有七

合豬膏一斤者有一升二合也

凡諸藥子仁皆去皮尖及雙仁者仍切之

凡烏梅皆去核入丸散熬之大棗擘去核

凡用麥蘖麴大豆黃卷澤蘭蕪荑殭蠶乾漆蜂房

　皆微炒

凡湯中用麝香犀角鹿角羚羊角牛黃蒲黃丹砂

須熟末如粉臨服內湯中攪令調和服之

凡茯苓芍藥補藥須白者瀉藥惟赤者

凡石蟹皆以槌極打令碎乃入臼不爾擣不能細

牛膝石斛等入湯酒拍碎用之

凡菟絲子煖湯淘汰去沙土乾漉煖酒漬經一宿

漉出暴微白擣之不盡者更以酒漬經一宿漉

出暴微白擣之不盡者更以酒漬經三五日乃

出更曬微乾擣之須臾悉盡極易碎

凡斑猫等諸蟲皆去足翅微熬用牡蠣熬令黃

凡諸湯用酒者皆臨熟下之

凡用銀屑以水銀和成泥

凡用鍾乳等諸石以玉槌水研三日三夜漂鍊務

令極細

雷公炮炙論序

若夫世人使藥豈知自有君臣旣辯君臣寧分相

制祗如杖毛草也　今臨霜溺立銷斑腫之毒象膽揮黏

footer

乃知藥有情異鮭魚挿樹立使乾枯用狗塗之以

膽灌之挿魚却當榮盛無名

處立如故也無名異形似玉仰面又如石灰味別止

楚截指而似去甲毛聖石開盲明目而如雲離日

當歸止血破血頭尾效各不同頭止血尾破血糞子熟生

足睡不眠立據弊箪淡鹵常使者餒中如酒露交箪能淡鹽味

今蜜枳緻枝又云交加枝鐵遇神砂如泥似粉石經鶴糞化作

塵飛枕見橘花似髓斷絞折劔遇鸞血而如初以鸞

血煉作膠黏折處鐵物永不斷海蝎江枯投游波是也而立泛令鷥子

鉛拒火須仗修天（今呼爲）補天石　如要形堅豈忘紫背（有紫）

背天葵如常食葵菜祗

是背紫面青能堅鉛形（留砒住鼎全賴宗心）

草今呼石竹不是石者樱（宗心別有）

誤其草出歙州生處多蟲獸（心恐）

其形如芍藥花色青可長三尺巳來藥（雌得芹花立便成庚）

上黃斑色味苦澀堪用羹雌黃立住火（其草名立起）

硇遇赤鬚（今呼爲虎鬚）

草是用羹硇砂即生火驗（木留金鼎水）

中生火非猾髓而莫能（海中有獸名曰猾以髓入）

生不可救之用酒噴（在油中其油沾水水中火）

之即止勿於屋下收（長齒生牙賴雄鼠之骨末齒）

若折年多不生者取雄鼠脊

骨作末揩折處齒立生如故（髮眉墮落塗半夏而）

眉髮墮落者以生半夏莖**立生**，杵之取涎，塗髮落處立生。

目辟眼瞷有五花而自正者，五加皮是也。其藥有雄雌，三藥爲雄，五葉者爲雌，須使五葉者作末，酒浸飲之，其目瞷而自正。

脚生肉枕褪繫菪根，脚有肉枕者，夜煎蒼菪根，於褪帶上繫之，感應永不痛。

囊皺漩多夜煎竹木片，者小便多，夜煎竹木片服之，永不夜起也。一體寒。

腹大全賴鸕鷀，若患腹大如鼓，米飲調鸕鷀末服，立枯如故也。血泛經過。

飲調瓜子，甜瓜子內仁搗杵末，去油飲調服之，立絕。咳逆數數酒服熟。

雄一錢七服立定，天雄炮過以酒調，一錢七服立定。遍體瘫風冷調生側。

側子作末冷酒服立瘥也，生者曰附子衡，側子作末，冷酒服立瘥也。

腸虛瀉痢須假草零，以熟水下之立……揭五倍子作末……

也。止久渴，心煩宜投竹瀝。除癥去塊，全仗消硇〔即消硇砂消石二味，於乳鉢中研作粉，同煅了酒服，神效也〕。

益食加鱔，須煎蘆朴〔食者并飲酒，少者煎逆水蘆根并厚朴二味湯服〕。

強筋健骨，須是蓯蘸〔蓯蓉并鱔魚二味作末，以黃精汁尤服〕。

駐色延年，精蒸神錦〔黃精自然汁拌細研神錦，於柳木甑中蒸七之可力倍常也，出乾寧記中。日了以末蜜尤服，顏貌可如幼女之容色也〕。

知瘡所在，尸點陰膠，即知臟腑所起，直至住處知痛足〔陰膠即是甑中氣垢，少許於尸中可醫〕。

產後肌浮，甘皮酒服〔產後肌浮酒甘皮立愈〕。

立愈黃蘇〔蘇灸作末含之立瘥。尸瘡舌拆以根黃塗之立瘥〕。

腦痛欲亡，鼻投消

頭痛者以消石作心痛欲死速覓延胡以延胡索作散末末內鼻中立止

酒服之如斯百種是藥之功其忝遇明時謬看醫立愈也

理雖尋聖法難可窮微曷陳藥餌之功能登溺仙

人之要術其制藥炮熬煮炙不能記年月哉欲審

元由須看海集其不量短見直錄炮熬煮炙列藥

制方分為上中下三卷有三百件名具陳於後

右雷公炮製序上古之文也雖義理高古文勢似

欠接續意往古逮今年紀旣多不無脫落且以本

經言之云分三卷而有三百件名具陳於後及稽

其數大有不同足以知其非全文也姑錄之以備

粲考

凡方云尤如細麻子許者取重四兩鯉魚目比之

云如大麻子許者取重六兩鯉魚目比之

云如小豆許者取重八兩鯉魚目比之

云如大豆許者取重十兩鯉魚目比之

云如兔蓳 俗云
兔屎 許者取重十二兩鯉魚目比之

云如梧桐子許者取重十四兩鯉魚目比之

云如彈子許者取重十六兩鯉魚目比之

一十五箇白珠爲準是一彈丸也

凡方中云以水一鎰至二鎰至十鎰者每鎰秤之

重十二兩爲度

凡云一兩一分一銖者正用今絲綿秤也勿得將

四銖爲一分有誤必所損兼傷藥力也

凡云散只作散丸只作丸或酒煮或用醋或乳煎

一如法則

凡方煉蜜每一斤祇煉得十二兩半或一分是數

若火少若火過並用不得也

凡膏煎中用脂先須煉去革膜了方可用也

凡修事諸藥物等一一並須專心勿令交雜或先

熬後煮或先煮後熬不得改移一依法則也

凡修合丸藥用蜜祇用蜜止用餳用餳祇用

糖勿交雜用必宣瀉人也

本草品彙精要目錄

卷之一

玉石部上品之上

三種海藥餘

目錄

菩薩石　　婆娑石　　爐甘石

鵝管石

一十七種陳藏器餘

暈石　　　流黃香　　白師子

玄黃石　　石欄干　　玻瓈

石髓　　　霹靂鍼　　大石鎮宅

金石　　　玉膏　　　溫石

印紙　　　煙藥　　　特蓬殺

一種唐愼微附

二十種陳藏器餘

已上總四十九種

內二十一種今增圖

雄黃　　石硫黃　　雌黃

石膏　　方解石　　凝水石
石附　　自下品今
玉火　　移并增圖

石鍾乳　　殷孽　　孔公孽
今移　　圖今增　　今增圖
自上品　　　　　　圖

石花　　石牀　　長石
唐附　　唐附
今增圖　　今增圖

土地　　　市門土　　　自然灰

鑄鐘黃土　　戶垠下土

鑄鑺鉏孔中黃土　　竈堀中裏白灰

彈丸土　　　埶日取天星上土

大甑中蒸土　　蚡鼠壤堆上土

塚上土及塼石　　桑根下土

春牛角上土　　土蜂窠上細土

載鹽車牛角上土　　驢溺泥土

故鞋底下土

卷之四

玉石部中品之下

七種神農本經 字朱

三種名醫別錄 字黑

二種唐本先附 唐附

九種宋本先附 宋附注云

一種唐本餘

三種圖經餘

二十種陳藏器餘

已上總四十五種

內一十三種今增圖

食鹽　　　　　大鹽 自下品今移　　　鹵鹹 自下品今移

戎鹽 鹽藥附自下品今移　　光明鹽 唐附今增圖　　綠鹽 唐附今增圖

鐵　　　　　生鐵　　　鐵粉 宋附今增圖

鋼鐵　　　　鐵落 今增圖　　鐵華粉 宋附鐵偣粉附今增圖

六

鬼屎　　　　　　　寡婦牀頭塵土

牀四角下土　戹甋　　　甘土

二月上壬日取土　　柱下土

胡鷰窠內土　道中熱塵土

正月十五日燈盞　仰天皮

蟻穴中出土　古塼　　　富家中庭土

百舌鳥窠中土　　　　豬槽上垢及土

故茅屋上塵　諸土有毒

二十種陳藏器餘

已上總四十八種

內一十七種今增圖

伏龍肝 今增 圖　石灰　礜石

砒霜 宋附砒 黃附　鑑墨 宋附百草霜 附今增圖 唐　砒砂 附

鉛丹 今增 圖　鉛 宋附鉛 灰附　粉錫

錫灰 補 今　東壁土 好土土消土檳 椰附今增圖　

鉛丹

赤銅屑 唐附銅器 附今增圖　錫銅鏡鼻 古鑑附 今增圖　銅青 宋附 今增圖

六種名醫別錄 黑字

七種唐本先附 注云唐附

一十二種宋本先附 注云宋附

一種今分條

三種今補

一十五種陳藏器餘

已上總四十四種

內一十五種今增圖

自然銅 宋附　　金牙　　銅鑛石 唐附今增圖

銅弩牙 今增圖　　金星石 宋附銀星石附　　特生礜石 今增圖

握雪礜石 唐附　　梁上塵 唐附今增圖　　土陰孽 今增圖

鍜竈灰 竈突墨竈竈中熱灰附今增圖　　淋石 宋附

礞石 宋附今增圖　　薑石 唐附黐理黃石水中圓石附　　麥飯石 原附薑石下今分條

井泉石 宋附　　蒼石 今增圖　　花乳石 宋附

石蠶 宋附今增圖　　石腦油 宋附今增圖　　白甆瓦屑 唐附今增圖

烏古瓦 唐附今增圖　　不灰木 宋附　　蓬砂 宋附

銅器蓋食器上汗　炊湯

諸水有毒

蒼术 原不別蒼白术 今分條并圖 白术 菟絲子

牛膝 茺蔚子 莖名益 母草附 菱蕤

防葵 茈 音 柴胡 麥門冬

獨活 羌活 原附獨活下 今分條并圖 升麻

車前子 附 藥 木香 青木香 原附木香 下今分條

山藥 舊名 薯蕷 薏苡 音 以仁 益智子 宋附自木 部今移

草果 補 今

一種唐本餘

千里及　　　孝文韭　　　倚待草

雞侯菜　　　桃朱術　　　鐵葛

伏雞子根　　陳家白藥　　龍珠

卷之八

草部上品之中

三十種神農本經字〔朱字〕

一種宋本先附〔注云宋附〕

二十種陳藏器餘

內九種今增圖

二種名醫別錄 黑字

二種唐本先附 注云唐附

五種唐本餘

一十種陳藏器餘

已上總四十二種

內八種今增圖

續斷　　　　漏蘆　　　　營實 根附今
　　　　　　　　　　　　　　增圖

天名精　　　決明子　　　丹參

地不容　　　留軍待　　　獨用將軍

山胡椒　　　燈籠草

一十種陳藏器餘

人肝藤　　　越王餘算　　石�07

海根　　　　寡婦薦　　　自縊死繩

刺蜜　　　　骨路支　　　長松

合子草

卷之十

草部中品之上

二十六種神農本經 朱字

一種名醫別錄 黑字

二種宋本先附 注云宋附

三種今分條

一十二種陳藏器餘

已上總四十四種

內二種今定

二種今增圖

菓耳實〔私以…切〕〔蒼耳也〕	栝樓〔附〕	當歸	通草〔今定并 分條〕	赤芍藥〔原附芍藥下今 分條并增圖〕	瞿麥〔音劬 麥附〕	百合〔紅百合附〕
莖藥 藥附 葛根〔汁藥 花附〕	栝樓實〔原附栝樓下今分條〕	麻黃	芍藥		玄參	知母
葛粉〔宋 附〕	苦參	木通〔今定子名 鷰覆子附〕	蠡實〔音禮 馬蘭子也 花藥附〕		秦艽〔音膠〕	貝母

卷之十一

草部中品之中

一十三種神農本經 朱字

九種名醫別錄 黑字

六種唐本先附 唐附注云

六種宋本先附 宋附注云

優殿　　　土落草　　　獂菜

必似勒　　胡面莽　　　海蘊

七種名醫別錄黑字

六種唐本先附注云唐附

二十二種宋本先附注云宋附

一種今分條

一十種陳藏器餘

已上總五十一種

內一十八種今增圖

肉荳蔲附宋　　補骨脂附宋　　零陵香附宋

四種今補

三種海藥餘

一十三種陳藏器餘

已上總六十一種

內八種今增圖

由跋	側子	附子	
		烏頭 射罔烏 啄附	
鳶尾	半夏	天雄	
大黃	虎掌		

一十四種唐本先附 注云 唐附

七種宋本先附 注云 宋附

一十二種陳藏器餘

已上總五十七種

內一十六種今增圖

羊蹄 附酸模　　菰根　　萹蓄

狼毒　　　豨薟 音希音薟 唐附　馬鞭草

苧根　　　白頭翁　　甘蕉根 芭蕉 油附

烏韭 今增 圖	獨行根 唐附 今增圖	蚤休 音 早 車 也 紫河	陸英	一十二種陳藏器餘	茧母草	天羅勒	萬一藤
白附子 今增 圖	豬膏苺 唐附 今增圖	石長生 今增 圖	蒴藋	故蓑衣結	毛蓼	螺靨草
紫葛 唐 附	鹿藿 今增 圖	烏蔹苺 音 斂 唐附 今增圖	預知子 宋 附	故炊箒	蛇芮草	繼母草

己上總五十二種

內二十八種今增圖

葫蘆芭 宋附	蒲公草 唐附	苦芺 音襖 今增圖	蒻頭 宋附	鴨跖草 宋附 今增圖	赤車使者 唐附 今增圖
木賊 宋附	穀精草 宋附	酢漿草 唐附	夏枯草	山慈菰 宋附 今增圖	狼跋子 今增圖
蓋盧草 音盧 今增圖	牛扁	昨葉荷草 唐附 今增圖	鷰蓐草 宋附 今增圖	苘頂實 音頂 附	屋遊 今增圖

松脂 實藥根節松黃 松滑五鬚松附 槐實 枝皮 根附 槐花 宋附 藥附

槐膠 宋附 枸杞 藥上蟲 菓附 柏實 藥皮側 柏附

地骨皮 原附枸杞下今 分條并增圖

茯苓 茯神附 琥珀 圖 今增 礜 宋附 柏附 今增圖

榆皮 花附 酸棗 蘗木 根附 附

楮實 藥皮莖白汁 紙穀汁附 乾漆 生漆 附 五加皮

牡荊實 蔓荊實

四種海藥餘

卷之十七

木部上品之下

六種神農本經_{字朱}

二種名醫別錄_{字黑}

三種唐本先附_{唐附}

七種宋本先附_{宋附}

一種唐愼微附

二種今補

詹糖香 宋附 檀香 宋附今增圖 降真香 唐慎微附今增圖

蘇合香 今增圖 龍腦香 唐附相思子附自中品今移 安息香 唐附自中品今移并增圖

金櫻子 宋附 樟腦 今補 瀝青 今補

四種海藥餘

落鴈木 柵木皮 無名木皮

奴會子

一十三種陳藏器餘

龍手藤 放杖木 石松

四種唐本先附注云唐附

二種宋本先附注云宋附

一種今分條

二十三種陳藏器餘

已上總四十六種

內三種今增圖

桑根白皮 桑椹桑耳
藥灰附

竹葉 根汁實瀝皮竹
黃苦竹等附

桑根白皮 根藥幷椹 五木耳 蕈菌附今分
條幷增圖

吳茱萸 根藥幷椹
子根附

竹葉 根汁實瀝皮竹
黃苦竹等附 檳榔

木部中品之下

内一十二種今增圖

桑花	蜜蒙花	五倍子	紫藤	衛矛	松蘿	烏藥
宋附 今增圖	宋 附	宋 附	宋附	也 鬼箭	今增 圖	宋 附

椋子木	天竺桂	伏牛花	合歡	海桐皮	毗梨勒	沒藥
唐附 今增圖	宋附 今增圖	宋 附		宋 附	唐附 今增圖	宋 附

每始王木	折傷木	天竺黄	虎杖	大腹	菴摩勒	仙人杖
唐附 今增圖	唐附 今增圖	宋附 今增圖		今增 圖	唐 附	宋附草仙人 杖附今增圖

故木碪　　古厠木　　桃橛

梭頭　　　救月杖　　地龍藤

火槽頭

卷之二十

木部下品之上

一十四種神農本經字朱

二種名醫別錄字黑

一十二種唐本先附注云唐附

莽草	雷丸 今增圖	桄榔子 宋附	桐藥 花皮附 油附	千金藤 宋附	梓白皮 附	木天蓼 唐附 子附	鼠李
	無食子 唐附 今增圖	槲音斛若 皮附 唐附	蘇方木 唐附 今增圖	胡椒 唐附 今增圖	南燭枝葉 附 宋	橡實 唐附 殼附	黃環 今增圖	枳音止棋音矩唐附 今增圖
	黃藥根 附宋	白楊皮 唐附	櫸樹皮 附山櫸樹皮 今增圖	釣樟根皮 樟材附 今增圖	無患子 宋附 今增圖	石南 實附	溲音搜疏音疎今 增圖	小天蓼 宋附 今增圖

小蘗 唐附今增圖　莢蒾 唐附今增圖

一十三種陳藏器餘

栟櫚木　楸木皮　浸離梨

柯樹皮　敗扇　棕根

欂木灰　椰桐皮　竹肉

桃竹笋　駏子桐子　馬瘍木

木細辛

木部下品之下

四種神農本經　朱字

四種名醫別錄　黑字

九種唐本先附　注云　唐附

一十九種宋本先附　注云　宋附

一十三種陳藏器餘

已上總四十九種

內二十二種今增圖

婆羅得 宋附今增圖　　甘露藤 宋附今增圖　　大空 唐附今增圖

椿莢 宋附今增圖　　水楊藥 唐附　　楊櫨木 唐附今增圖

檽子 宋附今增圖　　楠材 今增圖　　柘木 宋附今增圖

柞木皮 宋附今增圖　　黃櫨 今增圖　　椶櫚子皮 宋附

木槿 宋附今增圖　　芫花

一十三種陳藏器餘

百家箬　　椿木皮　　刀鞘

芙樹　　丹桎木皮　　結殺

髮髲 　乳髮

一十種陳藏器餘

已上總二十六種

一種今補

一種唐慎微附

頭垢 　人牙齒 宋附齒垽附 　耳塞 宋附

人屎 東向廁圊溺坑中青泥附 　人溺 宋附 　秋石 今補

溺白垽 宋附 　婦人月水 宋附 　浣褌汁 宋附

髮髲 　乳髮 　人乳汁

獸部上品

七種神農本經 朱字

三種名醫別錄 黑字

三種唐本先附 注云唐附

二種宋本先附 注云宋附

五種陳藏器餘

已上總二十種

內三種今增圖

卷之二十四

獸部中品

七種神農本經_{朱字}

六種名醫別錄_{黑字}

一種唐本先附_{唐附}

一種今補_{注云}

四種陳藏器餘

四種陳藏器餘

犢子臍屎　靈猫　　震肉

鼺鼺

卷之二十五

獸部下品

三種神農本經　朱字

四種名醫別錄　黑字

四種唐本先附　唐附注云

四十

卷之二十六

禽部上品

二種神農本經字_朱

二種名醫別錄字_黑

一種唐本先附_{唐附}^{注云}

五種今分條

一種今移

已上總二十四種

內二種今增圖

雀卵　腦頭血　鷔屎　石鷔附　伏翼
屎附　今增圖

天鼠屎　鷹屎白　今增　雉肉
圖

八種陳藏器餘

蒿雀　鶡雞　山菌子

百舌鳥　黃褐侯　鷲雉

鳥目無毒　鸕鷀膏

卷之二十八

禽部下品

內一十六種今增圖

白鶴 宋附 今增圖　　孔雀 今增 圖　　鷗頭 尺脂切 今增 圖

鸂鶒 宋附 今增圖　　斑鶴 宋附青鶴 附今增圖　　烏鴉 宋附

練鵲 宋附 今增圖　　鴗鶌 唐附 今增圖　　雄鵲

鸕鷀屎 附 頭　　鸛骨 今增 圖　　白鴿 宋附 今增圖

百勞 宋附 今增圖　　鶉 宋附 今增圖　　啄木鳥 宋附 今增圖

慈鴉 宋附 今增圖　　鶻嘲 宋附 今增圖　　鸊鶘 宋附 今增圖

鴛鴦 宋附 今增圖　　天鵝 今補　　鴇 今補

六種名醫別錄　黑字

一種唐本先附　注云唐附

二種宋本先附　注云宋附

八種食療餘

二十三種陳藏器餘

已上總五十種

內五種今增圖

石蜜　蜂子　大黃蜂　土蜂附　蜜蠟　白蠟附　今增圖

二十三種陳藏器餘

鱭魚	鯶鮧魚						鯨魚
黃魚	魴魚						
鱘魚	鰷鮧魚					文鰩魚	
牛魚	海狶魚					杜父魚	
海鷂魚	鮀魚					鞘魚	
鱓魚	石鮅魚					魚鮓	
魚脂	鱠					昌侯魚	

蝟皮　　蜂房 土蜂房附　　鼈甲 肉能 鰂附

蠶蛾　木賊

內一十五種今增圖

已上總五十六種

二十種陳藏器餘

二種海藥餘

一種今移

二種唐慎微附 宋附

一十種宋本先附 注云宋附

四八

河魨 宋附 今增圖　　石首魚 宋附 今增圖　　嘉魚 宋附 今增圖

鮧魚 宋附 今增圖　　紫貝 唐附　　鱸魚 宋附 今增圖

鱟 宋附 今增圖　　海馬 自陳藏器今移并增圖

二種海藥餘

郎君子　　海蠶

二十種陳藏器餘

蠯　　齊蛤　　柘蟲屎

蚱蜢　　寄居蟲　　蚰蜒

一十二種名醫別錄　黑字

二種唐本先附　注云　唐附

一十三種宋本先附　注云　宋附

三十六種陳藏器餘

已上總八十一種

內一十六種今增圖

蝦　音遐　蟇　音麻　蟾蜍　蛜蚊山　蛤田父附

馬刀

蛤蜊　音梨宋附　今增圖

牡鼠　肉糞附　今增圖

蜆　音顯宋附　今增圖

海螺　　　海月　　　青蚨

三十六種陳藏器餘

衣魚

鼠婦　濕生　螢火　今增　甲香　唐
　　蟲也　　　圖　　　附

鯪鯉甲　今人謂之　珂　今增圖　蜻蛉
　　穿山甲　唐附

螻蛄　音　　　馬陸　今增　蠱　音
　婁姑　　　　圖　　　蛙

蟯蚭　　　五靈脂　宋　蠍　宋
　　　　　附　　　附

白花蛇　宋　烏蛇　　金蛇　宋附銀蛇
　附　　　　　　金星鱔附

靑腰蟲　　蝨　　　枸杞上蟲

大紅鰕鮓　木蝨　　留師蜜

藍蛇頭　　兩頭蛇　活師

卷之三十二

果部上品

六種神農本經字 朱

五種名醫別錄字 黑

二種宋本先附 注云 宋附

橙子 宋附 今增圖　櫻桃　雞頭實

五種陳藏器餘

靈牀上果子　無漏子

文林郎子　木威子　都角子

卷之三十三

果部中品

一種神農本經 朱字

六種名醫別錄 黑字

三種神農本經朱字

五種名醫別錄黑字

一十種宋本先附注云宋附

七種今補

一種今移

四種陳藏器餘

已上總三十種

內七種今增圖

桃核仁　花䯻毛蠹皮　藥膠實等附　　杏核仁　花附

安石榴　附　根殼　　　黎　消黎附　鹿黎鵝黎　　　林檎　宋附

李核仁　附　根皮　　　楊梅　宋附　今增圖　　　　胡桃　宋附樹皮附

獼猴桃　宋附　今增圖　海松子　宋附　今增圖　核中仁附　奈　今增圖

菴羅果　宋附　今增圖　橄欖　音覽宋附　　　　　　榲桲　宋附

榛子　宋附　今增圖　　龍眼　今移　自木部　　　　椰子皮　宋附漿等附　自木部今移

榐實　自木部今移并增圖　香圓　今補　　　　　　　馬檳榔　今補

平波　今補　　　　　　八檐仁　今補　　　　　　　銀杏　今補

五五

二種宋本先附 注云 宋附

一種今分條

三種陳藏器餘

己上總二十一種

內四種今增圖

胡麻 藥附

巨勝子 油藥附原附胡麻下今分條并增圖

胡麻油 宋附 今增圖　　青蘘 音箱今 增圖　　麻蕡 音墳 子附

白油麻 附宋　　飴糖 今增 圖　　灰藋 今增 圖

一種宋本先附 注云 宋附

二種今補

五種陳藏器餘

已上總二十四種

內三種今增圖

醋 今增 圖　稻米 穩稈附　稷米

腐婢　醬 今增 圖　陳廩米 今增 圖

罌子粟 宋附　豌豆 今補　青小豆 今補

五八

一十三種宋本先附 注云
宋附

一種陳藏器餘 宋附

已上總二十八種

內一十六種今增圖

冬葵子 附 根葉 莧實 胡荽 宋附子附 今增圖

邪蒿 宋附 同蒿 今增圖 胡瓜葉 即黃瓜也宋附 根實附今增圖

石胡荽 宋附 今增圖 蕪菁 即蔓菁 也子附 白冬瓜 今增 圖

白瓜子 今增 圖 甜瓜 宋附子藥 附今增圖 瓜蒂 附 花

菜部中品

六種神農本經 朱字

六種名醫別錄 黑字

二種唐本先附 注云唐附

一種唐慎微附

七種今補

一種陳藏器餘

已上總二十三種

內一種今增圖

生薑 自草部 今移	乾薑 自草部 今移	蘧實 馬蘧等 六種附
蔥實 莖花根 白汁附	韭 子根 附	薤
菾甜菜 音 今增 圖	荊芥 舊名 假蘇	白蘘荷
紫蘇 子 附	水蘇	香薷
薄苛 唐 附	胡蘆 補 今	甘露子 補 今
蘑菰 補 今	香菜 補 今	薇菜 補 今
天花 補 今	胡蘿蔔 補 今	秦荻黎 唐附五 辛菜附

醍醐菜 唐慎微附

一種陳藏器餘

翹搖

卷之四十

菜部下品

二種神農本經 字朱

六種名醫別錄 字黑

三種唐本先附 注云唐附

白苣 宋附萵苣 落葵 實附今 董 唐附
附今增圖 增圖 今增圖

蕺 馬芹子 唐附 芸薹 唐附
附今增圖 今增圖 今增圖

菠薐 宋附 苦蕒 宋附 鹿角菜 宋附
今增圖 今增圖 今增圖

蒟蒻 宋附 東風菜 今增 雍菜 宋
今增圖 圖 附

玉簪花 今
補

一種陳藏器餘

甘藍

卷之四十一

本草圖經本經外草類總七十五種內一種
今補

目錄

龍牙草　　　苦芥子　　　野蘭根

都管草　　　小兒羣　　　菩薩草

仙人掌　　　千里光　　　九牛草

刺虎　　　　無心草　　　紫背金盤

石逍遙　　　胡堇草　　　生瓜菜

建水草　　　紫袍　　　　老鴉眼睛草

天花粉　　　瓊田草　　　石垂

紫金牛　　　雞項草　　　拳參

金燈　　石蒜　　蕇麻

山薑　　馬腸根　撒馥蘭 今補

一枝箭 今補　隔山消 今補　九仙子 今補

本草圖經本經外木蔓類二十八種 內四種今補

大木皮　崖櫻　鵝抱

雞翁藤　紫金藤　獨用藤

瓜藤　　金稜藤　野豬尾

烈節　　杜莖山　血藤

二十六種玉石類

青玉　　白玉髓　　玉英

璧玉　　合玉石　　紫石華

白石華　黑石華　黃石華

屬石華　石肺　　石肝

石脾　　石腎　　封石

陵石　　碧石青　遂石

白肌石　龍石膏　五羽石

天雄草	神護草	蛇舌	雞涅	莧棗	羊實	馬逢	鬼蓋	
雀醫草	黃護草	龍常草	相鳥	雀梅	犀洛	牛舌	馬顚	馬唐
木甘草	吳唐草	離樓草	鼠草	雀翹	鹿良	羊乳	馬唐	

桑莖實	讓實	白背	白給	白昌	黃秌	紫藍	地朕
滿陰實	蕙實	白女腸 赤女 腸附	白幷	赤翠	徐黃	紫給	地芩
可聚實	青雌	白扇根	白辛	赤涅	黃白支	天蓼	地筋

本草拾遺輯釋　目錄

荆莖　　　　鬼麗音麗　竹付

祕惡　　　　唐夷　　　知杖

塈音地松　　河煎　　　區余

三藥　　　　五母麻　　疥拍腹

常吏之生　　救敕人者　丁公寄

城裏赤柱　　城東腐木　芥

載　　　　　慶　　　　脮戶瓦切

一十五種蟲類

練石草　弋共　蕈草

五色符　襄　蔨根

鼠姑　船虹　屈草

赤赫　淮木　占斯

嬰桃　鳩鳥毛

宋本退一種　神農　本經

彼子

今退二種　一種宋附一種名醫別錄

地菘　　雞腸草

新舊藥味共一千八百一十五種

內四十六種今補

二十一種今分條

二種今定

三十一種今移

三百六十六種今增圖

外二種今退

共三十六帙

本草品彙精要目錄終

本草品彙精要卷之一

玉石部上品之上

内二種今增圖

丹砂　雲母石　玉屑

玉泉　礬石　綠礬　宋附

柳絮礬　宋附　消石　芒消

朴消　甜消　玄明粉　宋附　今增圖　馬牙消　宋附　今增圖

生消　宋附　滑石　石膽

空青　曾青

三種海藥餘

辰州丹砂

玉石部上品之上

石之石

丹砂 無毒

石穴生

本草品彙精要　卷一　玉石部　一

宜州丹砂

丹砂

出神農

本經

主身體五臟百病養精神安

魂魄益氣明目殺精魅邪惡鬼久服通神

明不老能化爲汞

以上朱字

神農本經通血脉止煩

滿消渴益精神悅澤人面除中惡腹痛毒

氣疥瘻諸瘡輕身神仙　名醫所錄

以上黑字

名

雲母砂　馬齒砂　豆砂　末砂

土砂　石砂　朱砂　眞朱

光明砂　馬牙砂　無重砂　末砂

越砂　鹿藓　妙硫砂

白庭砂　金座砂　梅栢砂

白金砂　澄水砂　玉座砂

辰錦砂　芙蓉砂　陰成砂

箭簇砂　曹末砂　鏡面砂

平面砂　神末砂　金星砂

巴砂

地

圖經曰　丹砂生符陵山谷今出辰州
宜州階州而辰州者最勝謂之辰砂
生深山石崖間土人採之掘地數十
尺始見其苗乃白石耳謂之朱砂牀

砂生石上其塊大者如雞子小者如

石榴子狀若芙蓉頭箭簇連牀者紫

黤若鐵色而光瑩澈碎之嶄巖作

墻壁又似雲母片可折者眞辰砂也

無石者彌佳過此皆淘土石中得之

非生于石牀者陶隱居云出武陵西

川諸蠻夷中皆通屬巴地謂之巴砂

仙經亦用越砂出廣州臨津者二處

並好惟光明瑩澈爲佳如雲母片者

謂之雲母砂如握補子紫石英形者

謂馬齒砂亦好如大小豆及大塊圓

滑者謂豆砂細末碎者謂末砂此二

種麤不入藥用

但可畫用爾

無時

無時

質	色	味	性	氣	臭	主	反
光明瑩澈如雲母可析者良	赤	甘	微寒	氣薄于味陰中之陽	朽	鎮心安魂魄	畏鹹水

製

雷公云 凡使宜須細認尚有百等有

妙硫砂如拳大或重一鎰有十四面

面如鏡若遇陰沉天雨郎鏡面上有

紅漿汁出有梅栢砂如梅子大夜有

光生照見一室有白庭砂如帝珠子

大面上有小星現有神座砂金座砂

玉座砂不經丹竈服之而自延壽命

次有白金砂澄水砂陰成砂辰錦砂

芙蓉砂鏡面砂箭簇砂曹末砂土砂

金星砂平面砂神末砂不可一細

述也夫修事朱砂先于一靜室內焚

香齋沐然後取砂以香水浴過了拭

竟取一甕鍋子著研了砂于內用甘

乾郎碎搗之後向鉢中更研三伏時

草紫背天葵五方草各剉之著砂上

下以東流水煮亦三伏時勿令水火

関失時候滿去三件草又以東流水
淘令淨乾熇又研如粉用小甆子
盛又入靑芝草山鬚草半兩蓋之下
十斤火鍜從已至子時方歇候冷再
研似粉如要服則入熬蜜丸如細麻
子大空腹服一丸如尋常入藥乳極
過用

細水飛

治

〔療〕藥性論云 鎮心并尸疰風〔日華子
云〕潤心肺療瘡疥痂息肉服并塗
用〔別錄云〕傷寒時氣溫疫頭痛壯
熱脉盛繞一二日者以一兩水煮
一升頓服覆衣被取汗卽瘥又療
小兒未滿月驚着似中風欲死者
以新汲水濃磨汁
塗五心上立瘥

本草品彙精要 卷一 玉石部

二三五

贋

合治

以一雨水煮數沸為末合酒服療妊
婦子死腹中不出
武都佷池雄黄挾雌黄者名為丹砂
方家亦往往俱用此為偽矣

石之石

雲母石 無毒

土石生

江州雲母

本草品彙精要

卷一 玉石部

五

修事雲母法

雲母石 出神農本經

主身皮死肌中風寒熱如

在車船上除邪氣安五臟益子精明目久

服輕身延年 神農本經

以上朱字神農本經 下氣堅肌續絕補

中療五勞七傷虛損少氣止痢悅澤不老

耐寒暑志高神仙 名醫所錄

以上黑字

者今人或以飾燈籠亦古屏扇之遺
事耳抱朴子內篇云雲母有五種人
莫能辨當舉以向日詳視其色乃可
知其正於陰地視之不見其雜色也
其五色並具而多青者名雲英宜以
春服之五色並具而多赤者名雲珠
宜以夏月服之五色並具而多白者
名雲液宜以秋服之五色並具而多
黑者名雲母宜以冬服之但有青黃
二色者名雲砂宜以季夏服之晶晶
切晶純白者名磷石四時可服也然
則醫方所用正白者乃磷石一種耳
惟青州江東及廬山者爲勝其黯黯
純黑有文斑斑如鐵者名雲膽雜黑
而強肥者名地涿及江南多
青而黑色者皆不可入藥也

臭	氣	性	味	色	質	用	時[採]
朽	氣厚於味陽中之陰	平緩	甘	青赤黄白黑	類紗縠而明淨	通透輕薄者	二月取

主 下痢腸澼

助 澤瀉為之使

反 畏鮀甲及流水惡徐長卿

製 [雷公云]凡修事一斤先用小地膽草

紫背天葵生甘草地黃汁各一鎰乾

者細剉濕者取汁了於甆鍋中安雲

母并諸藥了下天池水三鎰著火煮

七日夜水火勿令失度其雲母自然

成碧玉漿在鍋底却以天池水猛投

其中將物攪之浮如蝸涎者即去之

如此三度淘淨了取沉香一兩擣作

末以天池水煎沉香湯三升以末分

為三度再淘雲母漿了日中曬任用

治療別錄云　雲母粉消風瘲遍身百計
治不瘥者以清水調服之亦主帶
下并淋疾傅金瘡
及一切惡瘡尤妙

補藥性論云　補腎冷

合　雲母粉合生羊髓和如泥塗之療火
瘡敗壞

禁　把者並不中用

忌　色黃黑者厚而頑赤色者經婦人手

羊血

石之石

玉屑　無毒　石生

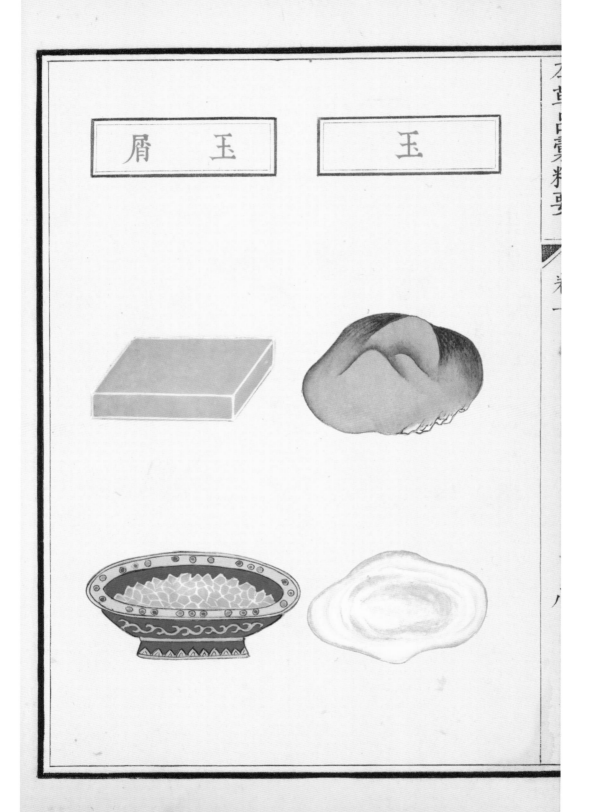

玉屑主除胃中熱喘息煩滿止渴屑如麻

豆服之久服輕身長年　名醫所錄

【名】

玄真　璞玉　瑴　琛　和氏璧
球琳　璠璵　珩　瓊　連城璧
黃璧　玄璧　琚　瑤　瓔　瑜
青璧　白璧　白玉　碧玉　紫玉
綠玉　蒼玉　紅玉
玫瑰　赤璋

【地】

【圖經曰】玉按本經玉屑生藍田陶隱
居注云好玉出藍田及南陽徐善亭
部界中日南盧容水中外國于闐疎
勒諸處皆善今藍田南陽日南不聞
有有玉禮器及乘輿服御多是于闐國

玉【陶隱居云】玉屑是以玉為屑非應

別是一物仙經服穀玉有擣如米粒

乃以苦酒輩消令如泥亦有合漿者

蘇恭云屑如麻豆服之取其精潤藏

府滓穢當完出若爲粉服之卽使人

淋壅書傳載玉之色曰赤如雞冠黃

如蒸粟白如截肪黑如純漆爲之玉

符而青玉獨無說焉又其質溫潤而

澤其聲清越以長所以爲貴也今五

色玉青白者常有黑者時有黃赤者

絕無雖禮之六器亦不能得其眞然

服玉他色亦不取焉食玉惟貴純白

質	類水精而溫潤
色	白
味	甘
性	寒緩
氣	氣之薄者陽中之陰
臭	朽
主	止渴滅瘢
反	惡鹿角

一

製 〔陶隱居云〕仙經服穀角玉有擣如米
粒乃以苦酒輩消令如泥服之

治療 〔日華子云〕潤心肺明目滋毛髮助
聲喉 〔別錄云〕含玉嚥津以解肺熱

含 璧玉合金銀麥門冬等煎服滋養五
臟除煩躁

石之水

玉泉 無毒 穴生

玉泉

玉泉 出神農本經

主五臟百病柔筋強骨安魂魄長肌肉益氣久服耐寒暑不饑渴不老神仙人臨死服五斤死三年色不變 以上朱字

神農
本經　利血脉療婦人帶下十二病除氣癃

音
隆
明耳輕身長年　以上黑字
名醫所錄

名

玉札　玉液
玉札　瓊漿

地
圖經曰　玉泉生藍田山谷陶隱居云
藍田在長安東南舊出美玉此當是
玉之精華白者質色明澈可消之爲
水故名玉泉今人無復的識者惟通
呼爲玉爾蘇恭云玉泉者玉之泉液
也以仙室池中者爲上其以法化爲
漿者功劣於自然泉液也衍義曰經
云玉泉生藍田山谷今藍田山谷無
古今方水古今不言斤又曰一名玉札如

二五〇

味	色	質	用	時採			
甘淡	白	明澈如水	漿	無時	玉爲漿斷無疑焉	漿字於義方允採	水亦不當言玉泉也今詳泉字乃是

此則不知定是何物諸家所解更不

言泉但爲玉立文陶隱居雖曰可消

之爲水故名玉泉誠如是則當言玉

石之水

礬石 無毒 煎鍊成

性	寒		
氣	氣之薄者陽中之陰		
臭	朽		
主	治血塊		
反	畏欵冬花		

晉州礬石

礬石 出神農本經

主寒熱洩痢白沃陰蝕惡瘡
目痛堅骨齒鍊餌服之輕身不老增年 以上
農本經 除固熱在骨髓去鼻中息肉 黑字
朱字神農本經 以上
名醫所錄

本草品彙精要 卷一 玉石部 十三

名

羽碈（泥結切）　黄礬　馬齒礬　白礬

羽澤　黑礬　礬蝴蝶　青礬

絳礬　皂礬　皂莢礬

石膽　礬精

地　圖經曰

門　今白礬則晉州慈州無為軍初生

生河西山谷及隴西武都石

皆石也採石碎之煎鍊乃成礬有五

種其色各異謂白礬青礬黃礬黑礬

絳礬也白礬則入藥又有礬精礬蝴

蝶皆鍊白礬時候其極沸盤心有濺

溢者如物飛出以鐵匕接之作蟲形

者謂之礬蝴蝶但成塊如水晶者謂

之礬精此二種入藥力緊於常礬也

衍義曰　今坊州礬務以其火燒過石

取以煎礬色惟白不逮晉州者皆不

可多服損心肺却水故也水化書紙

上纏乾水不能濡故却其性却

水治澁藥多須者用此意爾

時採　無時

用　白色光明者

質　類方解石而明淨

色　青白

味　酸澁

性　寒、

氣　味厚氣薄陰中之陽

臭　腥

主　泄痢消痰

助　甘草為之使

反　畏麻黃惡牡蠣

製　用甕缾盛於火中煅過研細為度

治　療圖經曰　白礬治蛇咬蝎螫以刀頭燒赤礬置刀上成汁乘熱滴咬處　○黑礬染鬚鬢　唐本注云青黑二礬療疳及諸瘡黃礬亦療瘡生肉　藥性論云礬石治鼠漏瘰癧及鼻衄齆鼻生含嚥津治急喉痹　日華

十四

子云 白礬除風去勞消痰止渴暖

水臟 別錄云 白礬治小兒臍中赤

腫汁出不止燒細研傅之治目醫

及胬肉以真白好者內一黍米大

於患處即令淚出綿拭之令惡汁

盡其疾日減醫自消薄治腳氣

衝心以白礬三兩用水一斗五升

煎三五沸浸洗腳艮治足甲長刺

入肉作瘡枯白礬末內瘡中即瘥

若牙縫中出血如蚍貼之亦愈治

猘犬咬人摻礬末於傷處裹之止

痛其瘡速愈治耳卒腫出膿水以

礬燒末日三四度用筆管吹耳中

或綿裹塞之立瘥治患䘌齒碎壞

欲盡常以綿裹礬石含嚼之其汁

吐出治大小便不通用白礬細末

令患人仰卧滿置於臍中以新汲

水滴之覺冷透腹內卽通如無臍

孔以紙作環高一指亦依前法用

之治初產小兒有皮膜如榴中膜

裹舌或遍舌根以指甲刺破令血

出燒礬灰細研傅之半菉豆許若

不摘去必瘟治脚膝風濕虛汗

少力多疼痛及陰汗燒礬作灰細

研一匙投沸湯

中淋洗痛處

⊙白礬合桃仁葱湯浴之出汗治中風

失音疥癬⊙白礬一兩以水二升煑

一升內蜜半合治咽中多痰痳癣頭

痛不欲食者頓服令吐未吐當飲少

熱湯 ○白礬合雞子置醋中治小兒

舌上生瘡飲乳不得者塗兒足底二

七卽愈○礬石燒爲末每日合酒調

方寸七日三服治陰瘁脫○白礬末

和豬脂綿裹塞鼻中數日治鼻中瘜

肉自隨藥出○煎醋半升投礬石末

一兩於醋中浸洗蝎螫痛處劾○飛

礬合炒紫色黃丹調貼驢涎馬汗毒

所傷○白礬燒灰合鹽花細研爲散

以筯頭點治懸癰垂長咽中妨悶○

白礬十二分以熱酒投化用馬尾撮

酒塗之治小兒風瘮不止○白礬一

分以水四合銅器中煎取半合下少

白蜜調之以綿濾過每日三度點小

兒目睛上白膜○白礬一兩燒灰合

露蜂房一兩微炙爲散每用二錢水

一鍾煎十餘沸熱漱

吐之治牙齒腫痛

石之水

綠礬 無毒 煎鍊成

綠礬治喉痺蚛牙口瘡及惡瘡疥癬釀鯽魚燒灰和服療腸風瀉血 名醫所錄

地 圖經曰生隰州溫泉縣池州銅陵縣並煎礬處出焉初生皆石也採得碎之煎鍊乃成今染家亦多用之

時 採無時

用 明淨者佳

色	味	性	氣	臭	主	治
綠	酸	寒	氣薄味厚陰也	腥	喉痹口瘡	療經驗方

治小兒疳氣不可療神効
丹丸用火煅通赤取出用釅醋淬
過復煅如此三度細研用棗肉和
丸如菉豆大温水下日進兩三服

今醫家用治痰壅
及心肺煩熱甚佳

石之水

柳絮礬　煎鍊成

柳絮礬　無毒

柳絮礬消痰治渴潤心肺　名醫所錄

地　圖經曰　生河西山谷及隴西武都石門及隴州溫泉縣池州銅陵縣並出礬處有之初生皆石也採得碎之煎鍊乃成凡有五種其色各異此礬惟

時　採無時　輕虛如綿絮故以名之

用	色	味	性	氣	臭	主	治
輕虛者佳	灰白	酸	寒收	氣薄味厚陰也	腥	消痰止嗽	[療] [圖經] 曰 治痰壅及心肺煩熱

石之水

消石無毒

土生

石消

消石本經

出神農

主五臟積熱胃脹閉滌去蓄
結飲食推陳致新除邪氣鍊之如膏久服

輕身

以上朱字神農本經

療五臟十二經脈中百二

十疾暴傷寒腹中大熱止煩滿消渴利小

便及瘻蝕瘡天地至神之物能化七十二

種石

名醫所錄

以上黑字

地

圖經曰南北皆有之以西川者爲佳

此卽地霜也掃得煎鍊而成如解鹽

燒之成熖都盡能化金石其性畏火

而能制諸石使拒火亦天地之神物

也今之入藥多以朴消中來在上者

爲芒消其在下凝結如石者卽消石

也益諸消同體本經各載所出州土

者乃方俗治鍊之法有精粗療疾之

功有緩急故須分別如芎藭之與蘼
蕪大戟之與澤漆俱是一物本經亦
各著州土者蓋根與苗土地各有所
宜非別是一物也其朴消消石輩亦
此義歟今濟南肥城縣有洞深二三
里曰妻敬洞亦産消石人嘗採得煎
鍊而成方家用
之珍於他消也

收　甕器盛貯

用　瑩澈者佳

質　類晉礬而輕脆

色　白

製	反	助	主	臭	氣	性	味
雷公云凡使先研消石如粉以甆瓶子於五斤火中鍜令通赤用雞腸菜	惡苦參苦菜曾青畏女菀杏仁竹葉 硫黃弁粥	大黃及火為之使	潤燥軟堅	朽	氣薄味厚陰中之陽	大寒洩	苦辛微鹹 扁鵲云甘

柏子仁和作一處分九如小帝珠子

許待甏赤投消石於甏子內其消石

自然伏火每四兩消石用雞腸菜柏

子仁共十五箇帝珠子盡爲度○如

常用研令極細以甊甏

盛炭火中銀令通赤

治

療藥性論云治項下瘰癧瀉根出破

血破積散堅結及腹脹

日華子云

含之治喉閉

別錄云五種淋疾又

頭痛欲死鼻內吹消末卽愈幷服

丹石人有熱瘡疼不可忍用紙環

圍腫處中心塡消令滿用匙抄水調

淋之覺甚不熱疼卽止又血淋小

便不出時下血疼痛滿急熱淋小

便赤色淋瀝不快下急痛每服

二錢並用冷水調下如石淋莖內

痛尿不能出引小腹膨脹急痛尿

下砂石令人悶絕將消石末先入

銚子內隔紙炒至燋

爲度研細温水下

倉

取消石研令極細每夜臨卧以銅筋

取如黍米大點目皆頭至明早以鹽

漿水洗之治眼赤痛○取消石三兩

以暖水一升和勻待冷取故青布摺

三重可似赤處方圓濕布塌之熱卽

換頻易療惡寒嗇嗇似欲發背或巳

生瘡腫癰廔瘳立瘥○合葵子末煎湯

調下二錢治勞淋勞倦虛損小便不

出小腹急痛○合木通湯調下二錢

治氣淋小腹滿急尿後常有餘瀝

合小麥湯調下二錢治小便不通

錢治小便不通

芒消

芒消　無毒

石之水

土生

妊娠不可服

芒消主五臟積聚久熱胃閉除邪氣破留

血腹中痰實結搏通經脉利大小便及月

水破五淋推陳致新　名醫所錄

名

　盆消

地

圖經曰

生益州山谷武都隴西今南

北皆有之此亦出於朴消也以朴消

用煖水淋汁澄清錬之傾木盆中經

宿瑩白如氷雪結細芒而有廉稜蘇

脆易碎風吹之則結霜泯泯如粉故

謂之芒消又謂之盆消也其性和緩

古今多用之入藥

以寧州者爲佳

時

採三月

生無時

收	以甃器盛貯
用	明淨者爲好
色	白
味	辛苦
性	寒洩
氣	味厚於氣陰也
臭	朽
主	時疾壅熱利大小便

助

石韋爲之使

反

惡麥句薑硫黃畏京三稜

製

雷公云 以水飛過用五重紙濾過去
腳於錯中乾之方入乳鉢研如粉任
用

治

療 藥性論云 通女子月閉癥瘕下瘵
癥黃疽病漆瘡以汁傅之時疾壅

別錄云 代赭煎湯淋
熱能散惡血

浸之火丹毒水調塗之一切瘻水

煑塗之小兒赤遊行於體上下至
心卽死以芒消內湯中取濃汁以
拭丹上又療關格大小便不通脹
滿欲死用消三兩紙裹三四重炭

火燒之令內一升湯中盡服當先

飲湯一升候吐出乃服之又取消

一兩置銅器中急火上鍊之放冷

後以生絹細羅治眼有醫點眼角

中每臨臥

時點一度

禽 研消合豬膽治傷寒發豌豆瘡未成

禁 膿塗之立効

妊娠不可服

石之水

朴消 無毒附 土生
甜消

朴消

朴消　本經

出神農　主百病除寒熱邪氣逐六腑

積聚結固留癖能化七十二種石鍊餌服

之輕身神仙　以上朱字　胃中食飲熱結破

留血閉絕停痰痞滿推陳致新　名醫所錄

神農本經　以上黑字

名

消石朴

地

圖經曰　生益州山谷鹹水之陽及武

都隴西西羌以西川者爲佳彼人採之

掃之以水淋取汁一煎而成乃朴消

也鍊之白如銀能寒能熱能滑能澀

能辛能苦能鹹能酸入地千年不變

色青白者佳黃者傷人赤者殺人一

名消石朴其未鍊成塊微青色者亦
謂之朴消朴消即未化之義一說芒消
輩皆從此出故謂之朴也一種甜消
更好或云出於英消鍊治之法未聞

時生無時
採冬月取

收以磁器盛

用明淨者爲好

質如碎礬

色白

味苦辛

性	寒泄
氣	氣薄味厚陰中之陽
臭	朽
主	蕩滌臟腑實熱
反	畏麥句薑
治	療藥性論云除腹脹大小便不通女子月候不通日華子云通洩五臟百病及癥結天行熱疾消腫毒及頭痛排膿潤毛髮孫眞人曰含之治口瘡葛仙翁曰食膽不化取此以蕩逐之別錄云喉痹用一兩細

細含嚥汁
項刻立瘥

〔合〕

每消一大斤冬合蜜十三兩春夏秋
合蜜十二兩先擣篩消成末後以白
蜜和令勻便入青新竹筒隨小大者
一節著藥得半筒已上即止不得令
滿却入炊甑中令有藥處在飯內其
虛處出其上不妨甑單即得候飯熟
取出乘熱綿濾入一瓷鉢中竹篦攪
勿停手令至凝即藥成收入盒中如
夏月即於冷水浸鉢然後攪凝每食
後或欲卧時含半匙漸漸嚥之療熱
雍凉胸膈驅積滯如要通轉亦得○
用二兩擣羅爲散合生麻油調塗頂
上治時氣頭痛不止○取鍊成消半
兩細研如粉每服合蜜水調下一錢

七日三四服治乳石發動煩悶及諸

風熱　○為末每服二錢七合温茴香

酒調下無時服治小便不通膀胱熱

○臘月中以新茆罐滿注熱水用消

二升投湯中攪散掛北簷下候消滲

出罐外羽收之合人乳汁調半錢掃

一切風熱毒氣攻注目瞼外及

發於頭面四肢腫痛應手神驗

黃者傷人赤者殺人妊娠不可服

禁

以芒消代之　代

石之水

玄明粉　無毒

鍛鍊成

玄明粉

玄明粉主心熱煩躁并五臟宿滯癥結明

目退膈上虛熱消腫毒 名醫所錄

地

[太陰經云] 以益州朴消二斤須是白

淨者以甆罐一箇疊實却以瓦一片

蓋罐用十斤炭火一鍛罐口不蓋著

炭一條候沸定了方蓋之復以十五

斤炭鍛之放冷一伏時提罐出藥以

紙攤在地上盆蓋之一伏時日取乾

入甘草二兩生熟用細擣羅爲末 [別]

[錄云] 明淨朴消不拘多少於臘月霜

雪凝寒之際用皂莢三兩重壘炮挺

碎温熱湯六盞接去查浸化薄紙二

重濾過澄清入鐵鍋內煮至一半候

温傾出尾盆內於見天處露一宿次

早結塊再用淨熟水六盞化開入大

蘿蔔八兩重切作二分厚一片用煮

見蘿蔔熟為度仍傾在瓦盞去蘿蔔

片再放在見天處露一宿次日結塊

去水取出濾乾入好皮紙袋盛懸掛

當風處自然成粉乃陰中有陽之藥

太陰之精華

水之子也

收　瓷器盛貯

用　白淨者佳

質　類膩粉而輕亮

色　白

味 辛甘

性 冷散緩

氣 氣薄味厚陰中之陽

主 積熱煩躁

製 研細爲末

治 療別錄云 治諸熱毒風除冷痃癖氣
脹滿五勞七傷骨蒸傳屍頭痛煩
熱搜除惡疾五臟秘澀大小腸不
通三焦熱淋疰忤疾欬嗽嘔逆口
苦乾澀咽喉閉塞心肝脾肺臟胃
積熱驚悸健忘榮衛不調中酒中

膽飲食過度腰膝冷痛手足痠久

冷久熱四肢壅塞背膊拘急眼目

昏眩久視無力腸風痔病血癖不

調婦人產後小兒疳氣陰毒傷寒

表裏疫疾

癩等疾

補別錄云久服令人

輕身耳聰駐顏

禁 痼冷寒多者勿服

忌 苦參

解 中諸魚藕菜飲食毒以葱白煎湯一

盞調玄明粉兩錢頓服之立瀉下

石之水

馬牙硝 土生

馬牙硝 無毒

硝牙馬

馬牙硝主除五臟積熱伏氣末篩點眼及

點眼藥中用甚去赤腫障瞖澀淚痛 名醫 所錄

名

英硝

本草品彙精要 卷一 玉石部 三十

味	色	用	收	時		
甘	白	明浄者爲好	以䰄器盛貯	採無時 生無時	利力差小耳近世用之最多 澈可愛功用與芒硝頗同但不能下 宿瑩白若白石英作四五稜白色瑩 用煖水淋汁澄清錬之傾木盆中經 北皆有之此亦出于朴消也以朴消	圖經曰生益州山谷武都隴西今南

性	大寒
氣	氣之薄者陰中之陽
臭	朽
主	諸熱
製	碾細如粉用
治	〔療〕別錄云　小兒鵝口細研摻於舌上日三五度及小兒重舌細研塗舌下日三度
禽	取一兩碎合吳茱萸半升陳者煎取濃汁投消在內乘熱服治食物過飽

不消遂成痞膈良久未轉更進一服
立愈〇取消光淨者用厚紙裹令按
實安在懷內著肉處養一百二十日
取出研如粉入少龍腦同研細每用
藥末兩米許點目中治不計年歲深
遠眼內生瞖膜漸漸昏暗遠視不明
但瞳人不破
散並醫得
妊娠不可服

禁 妊娠不可服

解 消化火石之氣及能制伏陽精

石之水 石穴生

生消
無毒

消生

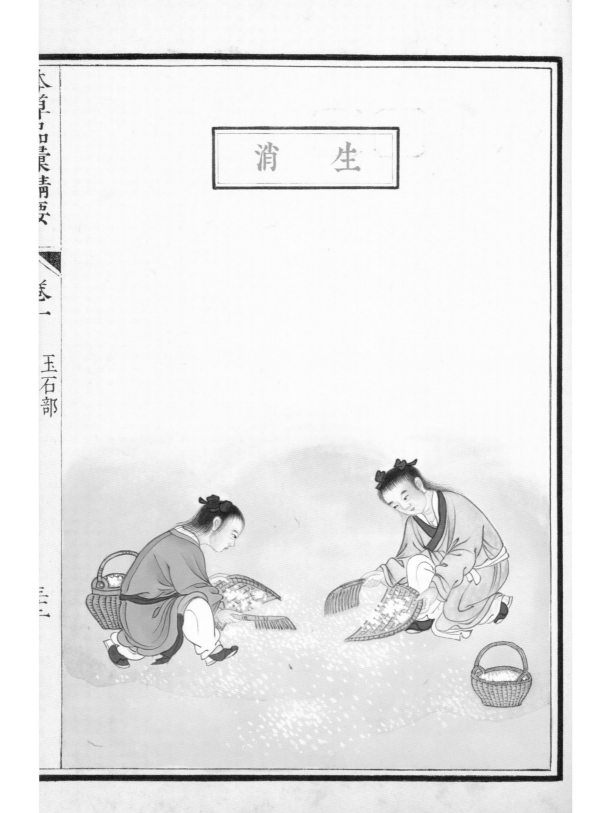

生消主風熱癲癇小兒驚邪瘈瘲風眩頭

痛肺癰耳聾口瘡喉痹咽塞牙頷腫痛目

赤熱痛多䁾淚 名醫所錄

【地】〔圖經曰〕生茂州西山巖石間及蜀道

其形塊大小不常似朴消而小堅其

色青白不由煮錬而成者此今醫

家所用甜消彌更精好或疑是此

【時】〔生〕無時

〔採〕冬月取

【收】以䓤器密封盛貯

【用】青白而堅者佳

質	類朴消而小堅
色	青白
味	苦
性	大寒洩
氣	氣薄味厚陰也
臭	朽
主	積熱
反	惡麥句薑

濠州滑石

禁 妊娠不可服

石之土

滑石　無毒

山穴生

道州滑石

滑石 出神農
本經

主身熱洩澼女子乳難癃 音
隆

閉利小便蕩胃中積聚寒熱益精氣久服

輕身耐饑長年 神農本經

以上朱字

通九竅六腑津

液去留結止渴令人利中 名醫所錄

以上黑字

本草品彙精要 卷一 玉石部 三四

名

夕冷

液石　共石　脫石　番石　畫石

地　圖經曰

生赭陽山谷及泰山之陰或

披北白山或卷嫏權山今道永萊濠

州皆有之此有三種道永州出者白

滑如凝脂南越志云滑石儋城縣出者滑

石礬石也萊濠州出者理廳纏

質青有白黑點又謂之斑石二種惟

可作烹器不堪入藥本經所載土地

皆是北方而今醫家所用多是白色

色當用白色如方解石白青色畫石有五

者乃自南方來按雷公云滑石有五

上有白膩文者爲眞餘皆有毒不入

藥也如此與今南中來者形色相類

疑用之無矣

時	用	質	色	味	性	氣	臭
生無時　採無時	白膩者爲好	如方解石而輕暗	白	甘	大寒	氣之薄者陽中之陰	朽

主 利水道

行 足太陽經

助 石韋為之使

反 惡曾青

製 〔雷公云〕用刀刮研如粉以牡丹皮同煮一伏時出去牡丹皮取滑石却用東流水淘過於日中曬乾方用

治 〔療圖經曰〕利小便治淋澀 ○ 石淋悶取十二分研粉分二服以水調悶取十二分研粉分二服以水調和攪令散頓服之煩熱定即停後服末已盡服必瘥 〔藥性論云〕末服

治五淋主難產除煩熱心躁〔日華
子云〕治乳癰利津液〔衍義曰〕若暴
得吐逆不下食以生細末二錢七
溫水服仍急以熱麪半盞押定〔別
錄云〕乳石發動躁熱煩渴不止用
半兩細研如粉以水一中盞絞如
白飲頓服之末癊再服〇妊娠不
得小便研爲末水和塗臍下二寸
妨悶兼痛用滑石入分研如麪以
〇氣壅關格不通小便淋結臍下
水五大合
和攪頓服

〔倉〕
末合末丹參蜜豬肪爲膏治妊娠入
其月空心酒下彈丸大臨產倍服令
滑胎易生〇合葱湯調末二錢七服
之治婦人過忍小便致胞轉
取二

兩擣碎以水三大盞煎取二盞去滓

下粳米二合煑粥溫溫食之治膈上

煩熱多渴通利九竅○取末一升合

車前汁和塗臍四畔方四寸療小便

不通熱卽易之

冬月水和亦得

| 禁 |

畫石上有青黑色者殺人綠色者性

寒有毒不入藥用

石之水

石膽　有毒

山窟生

石膽 出神農
本經

主明目目痛金瘡諸癇痓
臣

石膽 出神農
本經

女子陰蝕痛石淋寒熱崩中下血諸邪

匀

本草品彙精要　卷一　玉石部　三

毒氣令人有子鍊餌服之不老久服增壽

神仙能化鐵爲銅成金銀　神農本經　散癥

以上朱字

以上黑字　名醫所錄

積效逆上氣及鼠瘻惡瘡

名　膽礬

畢石　黑石　碁石　銅勒

立制石

地

圖經曰　惟信州鉛山縣有之生於銅坑中採
　　　　得煎鍊而成又有自然生者尤爲眞
　　　　貴蘇恭云眞者出蒲州虞鄉縣東亭
　　　　谷窟及薛集窟中有塊如雞卵者爲
　　　　眞今南方醫人多用之又著其說云
　　　　石膽最上出蒲州者如拳小者如
　　　　桃栗擊之縱橫解皆成疊文色青見

出羗道山谷羗里句青山今

風久則綠擊碎其中亦青也其次出
上饒曲江銅坑間者粒細有廉稜如
釵股米粒本草注言偽者以醋揉青
礬爲之今不然但取麤惡石膽合消
石銷溜而成今塊大色淺渾無脈
理擊之則碎無廉稜者是也亦有挾
石者乃削取石膽牀溜造時投消汁
中及凝則相著也　陶隱居云　仙經有
用此處俗方甚少此藥殆絕今人時
有採者其色青綠狀如瑠璃而有白
文易破拆梁州信都無復有俗用
乃以青色礬石當去聲之殊無髣髴

時
採　二月庚子辛丑日取

用　畫鐵上有金線者佳

質	色	味	性	氣	臭	主	助
類區青而形如鴨嘴	青碧	酸辛	寒收	氣薄味厚陰中之陽	腥	去痰熱喉痹	水英陸英爲之使

反｜畏牡桂菌桂芫花莘荑白薇

製｜凡用研爲細末

治｜療圖經曰吐風痰　藥性論云破熱毒

日華子云治䘌牙鼻內息肉　唐本

云治䘌牙女子臟寒　別錄

云下血赤白面黃女子臟寒　別錄

云甲疽以一兩於火上燒令煙盡

○患口瘡衆療不効膽礬半兩入

碎研末傅瘡上不過四五度立瘥

火毒一夜細研每取少許傅瘡上

銀鍋子內火鍛通赤置於地上出

○患口瘡衆療不効膽礬半兩入

吐酸水清

延便瘥

忝｜細研石膽合人乳汁和如膏療齒痛

及落盡擦齒上或孔中日三四度止

痛復生齒百日後復故齒生乃止每
日以新汲水漱令淨○膽礬為末用
糯米糊丸如芡實大以硃砂為衣常
以硃砂養之冷水化一丸治一切毒
立瘥○細研膽礬每使一字許用溫
醋湯下治初中風癱緩一日內者立
吐出涎
漸輕
醋揉青礬為贋

贋

石之石

空青　無毒　　　　土石生

信州空青

空青 出神農
本經 主青盲耳聾明目利九竅通
血脉養精神久服輕身延年不老能化銅
鐵鉛錫作金 以上朱字
神農本經 益肝氣療目赤痛
去膚瞖止淚出利水道下乳汁通關節破

堅積令人不忘志高神仙

以上黑字醫所錄

名

楊梅青　脆剔牙　碧青　魚目青　白青

地
圖經曰空青生益州山谷及越嶲山
有銅處銅精熏則生空青今信州亦
時有之狀若楊梅故別名楊梅青其
腹中空破之有漿者絕難得亦有大
者如雞子小者如豆古方雖稀用而
今治眼醫障為最要之物又有白青
白而腹不空亦謂之碧青以其
出豫章山谷亦似空青圓如鐵珠色
色碧也亦謂之魚目青以其形似魚
目也無空青時亦可用今不復見之

陶隱居云越嶲屬益州今出銅官者
色最鮮深出始興者弗如益州諸郡

無復有恐久不採之故也涼州西平

郡有空青山亦甚多今空青但圓實

如鐵珠無空腹者皆鑒土石中取之

又以合丹成則化鉛為金矣諸石藥

中惟此最貴醫方乃稀用之而多充

畫色殊為可惜 唐本注云 此物出銅

處有乃兼諸青但空青為難得今出

蔚州蘭州宣州梓州宣州者最好塊

者片塊大色極深無空腹者

段細時有腹中空者蔚州蘭州

蔚州蘭州宣州梓州宣州者最好塊

時 採 無時又云三月中旬取

收 否則漿乾不甚珍也入藥功力差小

用 有漿者最佳

採時搖之響者有漿隨以濕土養之

治	反	主	氣	性	味	色	質
療藥性論云去頭風鎮肝瞳人破者再得見物日華子云殼內漿能點	畏菟絲子	鎮肝明目	味厚於氣陰也	寒緩收	甘酸	青	殼如荔枝其腹中空

多年青盲內障瞖膜養
精氣其殼又可磨瞖也

石之石

　會青　無毒　　　　　土石生

```
┌──────────┐
│   曾青   │
└──────────┘
```

曾青本經

曾青出神農主目痛止淚出風痺利關節

通九竅破癥堅積聚久服輕身不老能化

金銅神農本經以上朱字養肝膽除寒熱殺白蟲療

頭風腦中寒止煩渴補不足盛陰氣以上黑字

地	圖經曰	生益州山谷及越巂山有銅
		處銅精重則生今信州亦有之與空
		青療頗相似而色理亦無異但其形
		礨礨如連珠相綴今極難得 唐本注
		云蔚州者好其次鄂
		州餘州並不任用
時	採	無時
用		無夾石者佳
質		類蟬腹而連珠相綴
色		土黃

製	反	主	氣	性	味
					酸

製

[雷公云]凡修事二兩要紫背天葵甘
草青芝草三件乾濕各一鎰並細剉
放於一甆堝內將曾青於中以東流
水二鎰井諸藥等緩緩煑之五晝夜
勿令水火失時足取出以東流
水浴過却入乳鉢內研如粉用

反

畏菟絲子

主

目痛爽神氣

氣

味厚於氣陰也

性

微寒收

三種海藥餘

車渠集韻云生西國是玉石之類形似蚌
蛤有文理大寒無毒主安神鎮宅解諸毒
藥及蟲螫以玳瑁一片車渠等同以人乳
磨服極驗也又西域記云重堂殿梁檐皆
以七寶餙之此其一也

金線礬廣州志云生波斯國味鹹酸澁有
毒主野雞瘻痔惡瘡疥癬等疾打破內有

金線文者爲上多入燒家用

波斯白礬廣州記云出大秦國其色白而
瑩淨內有棘鍼紋味酸澁溫無毒主赤白
漏下陰蝕洩痢瘡疥解一切蟲蛇等毒去
目赤暴腫齒痛火鍊之良惡牡蠣多入丹
竈家功力逾於河西石門者近日文州諸
番徃徃亦有可用也

一十八種陳藏器餘

金漿味辛平無毒主長生神仙久服腸中
盡爲金色

古鏡味辛無毒主驚癇邪氣小兒諸惡煮
取汁和諸藥煮服之文字彌古者佳爾

勞鐵主賊風燒赤投酒中熱服之勞鐵經

用辛苦者鐵是也

神丹味辛溫有小毒主萬病有寒溫飛金

石及諸藥隨寒溫共成之長生神仙

鐵鏽主惡瘡疥癬和油塗之蜘蛛蟲等咬

和蒜磨傅之此鐵上汞也鏽生鐵上者堪

用

布鍼主婦人橫產燒令赤內酒中七遍服

之可取二七布鍼一時火燒麤者用縫布

大鍼是也

銅盆主熨霍亂可盛灰厚二寸許以炭火

安其上令微熱下以帛藉患者腹漸漸熨

之腹中通熱差

釘棺下斧聲之時主人身膌肉可候有時

專聽其聲聲發之時便下手速擦二七遍

已後自得消平也產婦勿用

柳上鐵釘有犯罪者忽遇恩得免柳了取

葉釘等後遇有人官累帶之除得灾

黃銀銀注中蘇云作器辟惡瑞物也按瑞

物卽黃銀載於圖經銀甕丹甑非人所爲

既堪爲器明非瑞物今烏銀辟惡煮之工

人以爲器物養生者爲器以煮藥兼於庭

中高一丈夜承得醴投別器中飲長年今

人作烏銀以硫黃薰之再宿瀉之出卽其

銀黑矣此是假非眞也

石黃雄黃注中蘇云通名黃石按石黃今

人敲取精明者爲雄黃外黑者爲薰黃主

惡瘡殺蟲薰瘡疥蟨虱和諸藥薰嗽其武

夷獠洞穴山中如赤黑碎石金鐵屎之類

諸金有毒生金有大毒藥人至死生嶺南

卤地鹹水結成所生次對相似

消故名消石按石脾芒消消石並生西戎

煮之一斛得三斗正白如雪以石投中則

石脾芒硝注中陶云取石脾爲硝石以水

別之蘇云通名未之是也

都雄黃燒不臭薰黃中者燒則臭以此分

南人云毒蛇齒脫在石中又云蛇著石上

又鴆屎著石上皆碎取毒處爲生金以此

爲雌黃有毒雄黃亦有毒生金皆同此類

人中金藥毒者用蛇解之其候法在金蛇

條中本經云黃金有毒悞甚也生金與彼

黃金全別也

水中石子無毒主食魚鱠腹中脹滿成瘕

痛悶飲食不下日漸瘦取水中石子數十

枚火燒赤投五升水中各七遍卽熱飲之

如此三五度當利出瘕也

石漆堪燃燭膏半缸如漆不可食此物水

石之精固應有所主療撿諸方見有說博

物志酒泉南山石出水其如肥肉汁取著

器中如凝脂正黑與膏無異彼方人謂之

石漆今撿不見其方深所恨也

燒石令赤投水中內鹽數合主風瘙癮軫

及洗之又取石如鵝卵大猛火燒令赤內

醋中十餘度至石碎盡取屑暴乾和醋塗

腫上出北齊書醫人馬嗣明發背及諸惡

腫皆愈此並是尋常石也

石藥味苦寒無毒主折傷內損瘀血止煩

悶欲死者酒消服之南方俚人以傅毒箭

鏃及深山大蝮中人速取病者當頂上十

字劙之令皮斷出血以藥末瘡上并傅所

傷處其毒必攻上下洩之當出黃汁數升

則悶解俚人重之帶於腰以防毒箭亦主

惡瘡熱毒癰腫赤白遊瘰蝕等瘡北人呼

腫名之曰遊並水和傅之出賀州石上山

內似碎石硇砂之類土人以竹筒盛之

研朱石槌主妒乳煮令熱熨乳上取二槌

更互用之以巾覆乳上令熱徹內數十遍

取差為度也

本草品彙精要卷之一

已上總三十六種

內七種今增圖

禹餘糧　太一餘糧 今增圖　白石英 青黃赤黃石英附

紫石英　五色石脂　青石脂 宋附今增圖

赤石脂 宋附　黃石脂 宋附今增圖　白石脂 附

黑石脂 宋附今增圖　白青 今增圖　綠青

扁青 音褊今增圖　石中黃子 唐附　無名異 宋附

菩薩石 宋附今增圖　婆娑石 宋附　爐甘石 今補

鵞管石 今補

一十七種陳藏器餘

暈石　流黃香　白師子

玄黃石　石欄干　玻瓈

石髓　霹靂鍼　大石鎮宅

金石　玉膏　溫石

印紙　煙藥　特蓬殺

阿婆趙榮二藥

六月河中諸熱砂

玉石部上品之下

石之土

禹餘糧　無毒

土石生

禹餘糧

禹餘糧 出神農本經

血閉癥瘕大熱鍊餌服之不饑輕身延年 以上朱字神農本經

主欬逆寒熱煩滿下赤白

療小腹痛結煩疼 以上黑字名醫所錄

神農本經

白餘糧

名 白餘糧

地 圖經曰 生東海池澤及山島中或池澤中今惟澤潞州有之多出東陽山岸間茅山甚有好者狀如鵝鴨卵外有殼重疊中有末如蒲黃又若牛黃重重甲錯其佳處乃紫色泯泯如麪齧之而無磣也 陶隱居云 平澤中有一種藤苗似菝葜根形如薯蕷者禹山行乏食採此以充糧而棄其所餘

耳[張華博物志云]扶海洲上有草焉

名薛草其實食之如大麥從七月稔

熟民歛至冬乃訖名自然穀亦曰禹

餘糧今藥中有禹餘糧者世傳昔禹

治水棄其所餘食於江中而爲藥也

然則薛草與此異物而同名也其云

棄之江中而爲藥乃與

生海池澤者同種乎

時 [採] 無時

收 甕器盛之

用 石內細末

色 黃白

二

味	性	氣	臭	主	助	製
甘	平寒緩	氣之薄者陽中之陰	朽	欬逆煩滿	牡丹爲使	雷公云 凡修事四兩先用黑豆五合黃精五合水二斗煮取五升置於甆堝中下禹餘糧著火煮旋添汁盡爲度其藥氣自然香如新米擣了又研

方用
一萬杵

治
療[藥性論云]止崩漏[日華子云]治邪氣及骨節疼痛四肢不仁痔瘻等疾

[補日華子云]入

服耐寒暑

倉
貪取二升去滓分二服治傷寒下利

○不止心下痞硬或利在下焦者入地埋

合赤石脂各一斤並碎之以水六升

二服治傷寒下利

○禹餘糧一枚狀如鞭鞘硬者入地埋

一半四面緊築用炭一秤發頂火一度用濕砂土

斤鋸以火三分耗二為度用

罨一宿取出打去外面一重細研水

淘澄五七度將紙襯乾再研數千遍

用甘草煎湯服二錢七治產後煩躁

○用醋淬細研合乾薑末等分空心酒

服二錢治白帶○醋淬細研一兩合
乾薑末五錢空心酒服二錢治赤帶

石之土

太一餘糧　無毒

土石生

太一餘糧

糧餘一太

太一餘糧　出神農
本經

太一餘糧本經　主欬逆上氣癥瘕血閉

漏下除邪氣久服耐寒暑不饑輕身飛行

千里神仙神農本經 肢節不利大飽絕力

身重 以上黑字
　　名醫所錄

石腦　禹哀

圖經曰　生泰山山谷蘇恭云此與禹

餘糧但以精粗爲別其精者爲太一

也其殼若甕方圓不定初在殼中未

凝結者猶是黃水名石中黃子久凝

乃有數色或靑或白或赤或黃年多

變赤因赤漸紫惟赤及紫者俱名太

一其餘通謂之禹餘糧也今醫家用

之亦不能如此分別陳藏器云太一

本草圖書青要　　卷二　玉石部

者道之宗源太者大也一者道也夫
道之師即禹之理化神君禹之師也
師常服之故有太一之名蘇恭直以
紫赤精粗爲名都無按據雷公云太
一禹餘糧看卽如石輕敲便碎
如粉兼重重如葉子雌黃也
固有所自以至理論之未無疵也
謹按諸說禹餘糧太一餘糧之源
皆神農朱書所載一云太一禹餘糧爲
蓋嘗藥命名肇自神農二種之名
大禹食餘而名一云太一理化
神君常食而名殊未可信且禹後
神農而出安得未生而預有其名
乎理化先禹而生焉有先師而取
弟之名乎如丁公藤劉寄奴何首
烏之類一時感遇因人致名好事

者遂以此例之若蘇恭以爲禹餘

太一之異者但精粗之分耳此說

似爲

得之

氣	性	味	色	用	時採
氣之薄者陽中之陰	平緩	甘	赤紫	石殼中末	無時或九月取

臭	主	助	反	製	治		贋
朽	癥瘕血閉	杜仲為之使	畏貝母菖蒲鐵落	與禹餘糧同	療圖經曰定六腑鎮五臟	補雷公云益脾安臟氣	石中黃并卵石黃此二石真似禹糧也其石中黃向裏赤黑黃味淡微跙卵石黃味酸筒筒如卵內有子一塊不堪用也若誤餌之令人腸乾

石之石

白石英 無毒附青黃 赤黑石英 石生

澤州白石英

白石英 出神農
本經 主消渴陰痿不足欬逆胸
膈間久寒益氣除風濕痹久服輕身長年

以上朱字神農本經 療肺痿下氣利小便補五臟通日月光耐寒熱

以上黑字名醫所錄

生華陰山谷及泰山陶隱居以新安出者佳蘇恭以澤州者爲勝大抵明澈有光精白無瑕如指長五六寸者三寸六面如削者可用長五六寸者彌佳其黃端白稜名黃石英赤端名赤端名赤石英青端名青石英黑端名黑石英方家不甚見用惟紫石英古人服食惟白石英爲重餘色者之矣蓋英乃精英之義況六英之貴者惟白石英也

所在皆有之今虢州洛州山中俱出大徑三四寸長五六寸通以澤州者爲勝也

曰紫白二石英當攻疾可暫煮汁用

未聞久服之益張仲景只令咬咀不

為細末用者豈無意也

其欲久服者更宜詳審

時採	無時亦云二月取
用	透明方潔者佳
質	類白玉而方稜瑩澈
色	白
味	甘辛
性	微溫

氣 氣厚於味陽中之陰

臭 朽

主 鎮心安魂魄

反 惡馬目毒公

製 剉如麻豆大或研如粉用

治 療藥性論云除肺癰吐膿嗽逆上氣黃疸〔日華子云〕五色石英去心腹邪氣主驚悸安魂魄定魄下乳氣主驚悸安魂魄定魄下乳

〔補〕〔日華子云〕益毛髮悅顏色壯陽道其補益隨臟色而治青者治肝赤

者治心黃者治脾胃

白者治肺黑者治腎

倉

取十兩搗如大豆許以䓬瓶盛用好
酒二斗浸以泥重封瓶口將馬糞及
糠火煨之常令酒小沸從卯至午次
日煖三鍾飲日三度如飲酒少隨性
飲之治腹堅脹滿白石英可更一度
燒用○合硃砂各一兩同研如散每
服半錢夜卧煎金銀湯調下治心藏
不安驚悸善忘上膈風熱化痰安神

石之石

紫石英　無毒　　　石生

紫 石 英

紫石英 出神農 主心腹欬逆邪氣補不足

本經

女子風寒在子宮絕孕十年無子久服溫

中輕身延年 以上朱字

神農本經 療上氣心腹痛寒

熱邪氣結氣補心氣不足定驚悸安魂魄

塡下焦止消渴除胃中久寒散癰腫令人
悅澤

名醫所錄

以上黑字

地

圖經曰　生泰山山谷今嶺南及會稽
山中亦有之欲令如削紫色達頭如
攍蒲者陶隱居云泰山石形色如石
有根者最佳會稽石形色如石榴子
者最下昔時並雜用今九散家採擇
惟用泰山最勝餘處者可作丸酒餌
又按嶺表錄異云瀧州山中多紫石
英其色淡紫瑩澈隨其大小皆五稜
兩頭如箭鏃煮水飲之暖而無毒比
北中白石英其力倍矣隱居又云今
第一用泰山石色重澈下有根次出
電零山亦好又有南城石無根又有

氣	性	味	色	用	時採		
氣厚於味陽中之陰	溫平緩	甘辛	紫	瑩澈者佳	無時	光澤者次之 繆有紫色無 石腹裏別有一物如眼吳興石四面 青綿石色赤重黑不明澈又有林邑	

臭 朽

主 安心神養肺氣

助 長石為之使

反 畏扁青附子惡鮀甲黃連麥句薑

製 淬七遍研細水飛用

生用打碎如米豆大入丸散火鍛醋

治療 圖經曰鎮心療婦人諸疾 藥性論

云治驚癲蝕膿虛而驚悸不安

補 藥性論云女人服之有子主養肺

氣 別錄云輕身充饑

倉 用醋淬擣為末合生薑米醋煎傅之

摩亦得治癰腫毒瘥○以五兩打碎

石之土

五色石脂　無毒

石之土

驚癇劾

熱癥癖及

水一升煎三分去滓食後温呷治風

龍齒牡礪甘草滑石各等分咬咀以

○合白石英水石石膏乾薑大黃

盡更煎之補虛勞止驚悸令人能食

升去滓細細服或煮粥羹食亦得服

如米豆大水淘一遍以水一斗煮二

五色石脂主黃疸洩痢腸澼膿血陰蝕下

血赤白邪氣癰腫疽痔惡瘡頭瘍疥瘙久

服補髓益氣肥健不饑輕身延年五石脂

各隨五色補五臟　神農本經

〔圖經曰〕五色石脂舊經同一條並生南山之陽山谷中主治並同後人各分之所出既殊功用亦別用之當依後條然今惟用赤白二種餘不復識也

石之土

青石脂　無毒

土石生

青石脂

青石脂主養肝膽氣明目療黃疸洩痢腸
澼女子帶下百病及疽痔惡瘡久服補髓
益氣不饑延年 名醫所錄

名 青符

氣	性	味	色	質	用	時採	地圖經曰
味厚於氣陰中之陽	平收	酸	青	類滑石而酥頹	色理鮮膩者佳	無時	生齊區山及海崖山谷中

臭 朽

主 養肝氣除煩熱

製 火鍛通赤放冷研細水飛用

石之土

赤石脂 無毒

土石生

潞州赤石脂

赤石脂主養心氣明目益精療腹痛洩澼
下痢赤白小便利及癰疽瘡痔女子崩中
漏下產難胞衣不出久服補髓好顏色益
智不饑輕身延年 名醫所錄

色	質	用	時			地	名
赤	類滑石而酥輭	紋理細膩者佳	採無時 生無時	為勝	鮮膩者	圖經曰出濟南射陽及泰山之陰蘇恭云濟南泰山不聞出者惟虢州盧氏縣澤州陵川縣慈州呂鄉縣並有及宜州諸山亦出今出潞州以色理	赤符

味 甘酸辛

性 大溫緩

氣 氣之厚者陽也

臭 朽

主 養心氣固腸胃

反 畏黃芩芫花惡大黃松脂

製 鍛過用生用亦可

治 [補][藥性論云]補五臟虛乏

囹倉

取一斤擣篩合酒飲服方寸匕任加

至三七服盡一斤能補五臟則終身

不吐淡水又不下痢令人肥健其源

蓋飲冷過度遂令脾胃羸飲食入

胃不消皆成冷水反吐不停也○取

一斤半全用一半末用乾薑一兩

粳米半升水七升煑之米熟為度去

滓飲七合內石脂末一方寸匕服日

烏頭一分附子二分並炮赤石脂乾

三治傷寒下痢不止便膿血者○合

薑蜀椒各四分同為末蜜丸桐子大

食前服一丸治心痛徹背者○乾

薑各一兩胡椒半兩為末醋糊丸桐

子大空心米飲下五七十丸治大腸

寒滑小便精出○末合粥飲調服半

錢治小兒痄瀉加京芎等分同服妙